K. H. Kunzelmann, M. Kern, P. Pospiech, A. Mehl,
R. Frankenberger, B. Reiss, K. Wiedhahn

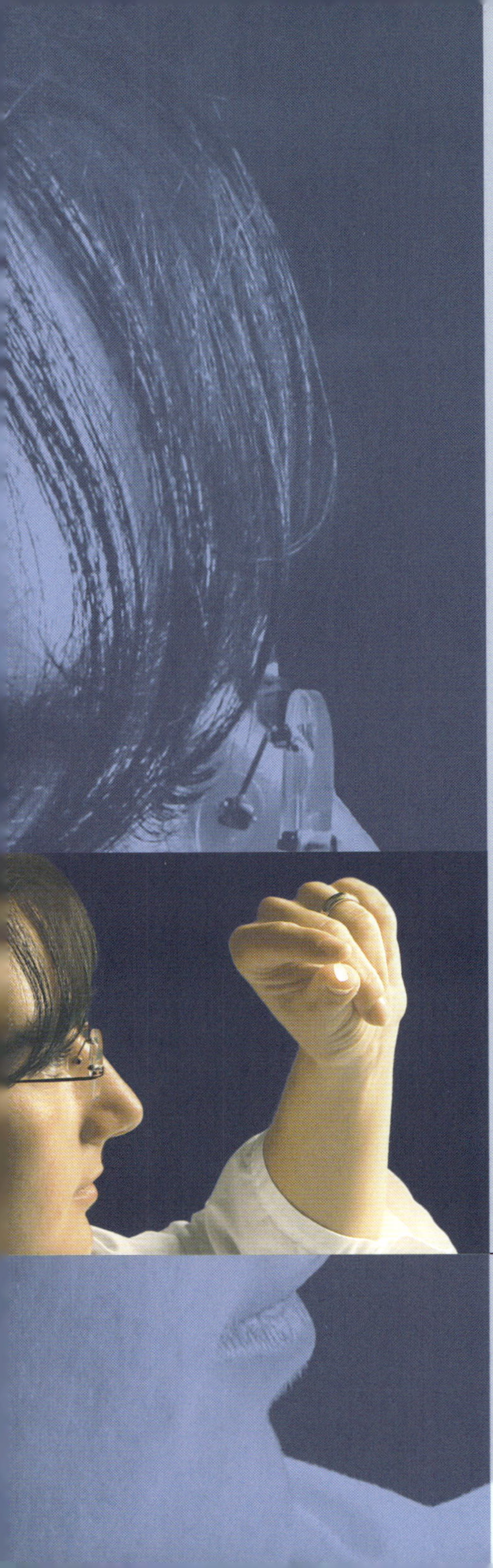

Vollkeramik auf einen Blick

Leitfaden zur Indikation, Werkstoffauswahl, Vorbereitung und Eingliederung von vollkeramischen Restaurationen

2. deutsche Auflage 2006

Arbeitsgemeinschaft für Keramik in der Zahnheilkunde e.V.

ISBN 3-00-017195-9 – 2. deutsche, aktualisierte Auflage 2006

Herausgeber im Eigenverlag:
Arbeitsgemeinschaft für Keramik in der Zahnheilkunde e.V.,
D-76255 Ettlingen, Postfach 100 117

1. Auflage deutsch: Januar 2006
2. Auflage deutsch: November 2006

Titel:
Vollkeramik ermöglicht ästhetische und dauerhafte Therapielösungen. Foto Reichel

Inhalt

Keramik in der Zahnmedizin – eine Erfolgsgeschichte

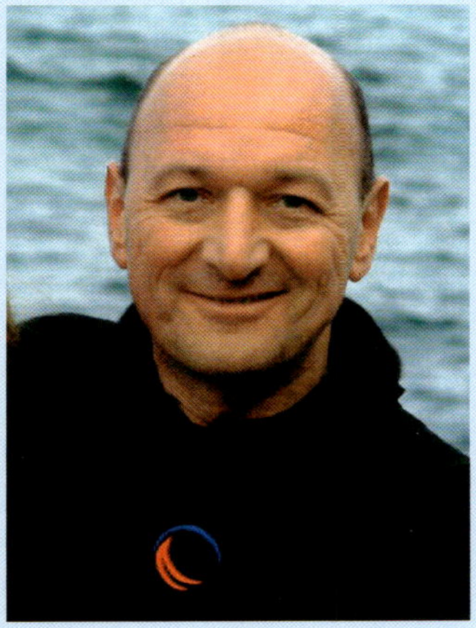

Vorsitzender des Vorstandes der Arbeitsgemeinschaft für Keramik in der Zahnheilkunde e.V.

Das Buch „Vollkeramik auf einen Blick" ist erstmals im Jahr 2006 erschienen und war konzipiert als Leitfaden für Zahnärzte und Zahntechniker. Das Echo bei Hochschullehrern, Studenten, Rezensenten, bei der Industrie und besonders bei den Zahnärzten und deren Praxisteams war überaus positiv. Die Kürze und Klarheit der Texte, die das Handbuch selbst für interessierte Patienten lesenswert macht, haben zu solch einer großen Nachfrage nach diesem Werk geführt, dass wir bereits nach kurzer Zeit eine 2. Auflage benötigen.

Die nun vorliegende Ausgabe wurde unter anderem durch ein Übersichtsdiagramm der Vollkeramik-Werkstoffe ergänzt, das als Orientierungshilfe bei der Wahl der Befestigungstechnik für die verschiedenen Keramiken dient.

Die Arbeitsgemeinschaft für Keramik in der Zahnheilkunde e.V. – ein Zusammenschluss von zahnmedizinischen Experten, Wissenschaftlern, Hochschullehrern, Herstellern, Praktikern und Technikern – hat sich zum Ziel gesetzt, die Anwendung der Keramik in der Zahnmedizin zu analysieren und zu bewerten, um ihren Stellenwert als adäquate und bewährte Therapielösung in der Fachwelt und in der Öffentlichkeit zu beleuchten, zu unterstützen und zu vertreten.

Eines der primären Anliegen unserer Arbeitsgemeinschaft ist die defektorientierte und substanzschonende Behandlung erkrankter Zähne. Dies gilt sowohl für die Erneuerung vorhandener, insuffizienter Restaurationen mithilfe adäquater Versorgungen als auch für die Erstversorgung eines destruierten Zahns. Ziel des klinischen Teils des Buches ist, die Therapie mit Keramik durch praxisgerechte Informationen für Zahnärzte, Zahntechniker und Patienten auf eine breite Basis zu stellen. So wird eine dauerhafte Versorgung der Patienten durch moderne, praxiserprobte und evidenzbasierte Verfahren sichergestellt.

Vollkeramische Therapielösungen haben in den vergangenen Jahren erheblich an Bedeutung gewonnen. Ihre Verbreitung wurde unter anderem durch die computergestützte Mess- und Fertigungstechnik vorangetrieben. Der Anteil der CAD / CAM-gefertigten Restaurationen liegt im Jahr 2005 mit 750.000 Restaurationen nun bei ca. 41 Prozent, bezogen auf alle in Deutschland gefertigten und eingegliederten vollkeramischen Versorgungen. Worauf ist diese Entwicklung zurückzuführen? Liegt dahinter ein gewachsenes Ästhetik-Bewusstsein der Patienten oder der Wunsch nach größerer Sicherheit hinsichtlich der biologischen Verträglichkeit? Die Keramik erfüllt beide Anforderungen: Die nachgewiesene hohe biologische Kompatibilität des Werkstoffes verbindet sich mit den herausragenden Möglichkeiten zur kreativen, ästhetischen Gestaltung zahnärztlicher Restaurationen.

Unsere klinischen Langzeitergebnisse sind eine wichtige Basis für die Vorhersehbarkeit des Therapieerfolgs. Dieses Kompendium versteht sich als Leitfaden, der dazu beitragen soll, die Ergebnisse mit keramischen Restaurationen auf gesichertem Fundament zu optimieren.

Ich bedanke mich bei den Professoren Frankenberger, Kern, Kunzelmann, Mehl, Pospiech und Tinschert für ihre Mitarbeit an diesem Handbuch. Dank ihrer Beiträge wurde die werkstoffliche und klinische Seite aktuell ergänzt und vertieft. Auch den vielen Bild-Autoren sei an dieser Stelle für die Bereitstellung der Abbildungen gedankt.

Keramik in der Zahnmedizin – eine Erfolgsgeschichte

Keramik ist innovativ.

Neue Keramikwerkstoffe, Verarbeitungsmethoden und Befestigungsverfahren sowie die Ausdehnung der Indikationen erfordern aufmerksame Begleiter, die Zahnärzten und Zahntechnikern mit Rat und Tat zur Seite stehen. In diesem Kontext bietet die AG Keramik ein wertvolles Forum für den Erfahrungsaustausch. Auf Symposien, in Publikationen sowie in persönlichen Kontakten wird das gewonnene Wissen weitergegeben. Darüber hinaus bietet ein eigenes, neues Qualitätssicherungsprojekt niedergelassenen Zahnärzten die Plattform für eine individuelle, klinische Standortbestimmung. Wir würden uns freuen, wenn auch Sie – lieber Leser – die Vorteile dieses Forums nutzen würden: durch Ihre Teilnahme am Qualitätssicherungsprojekt und/oder durch Ihre Teilnahme an den von uns unterstützten lokalen Qualitätszirkeln.

Für detaillierte Informationen steht Ihnen unsere Geschäftsstelle gerne zur Verfügung.

November 2006

Dr. Bernd Reiss

Vorsitzender des Vorstandes
der Arbeitsgemeinschaft für Keramik
in der Zahnheilkunde e.V.

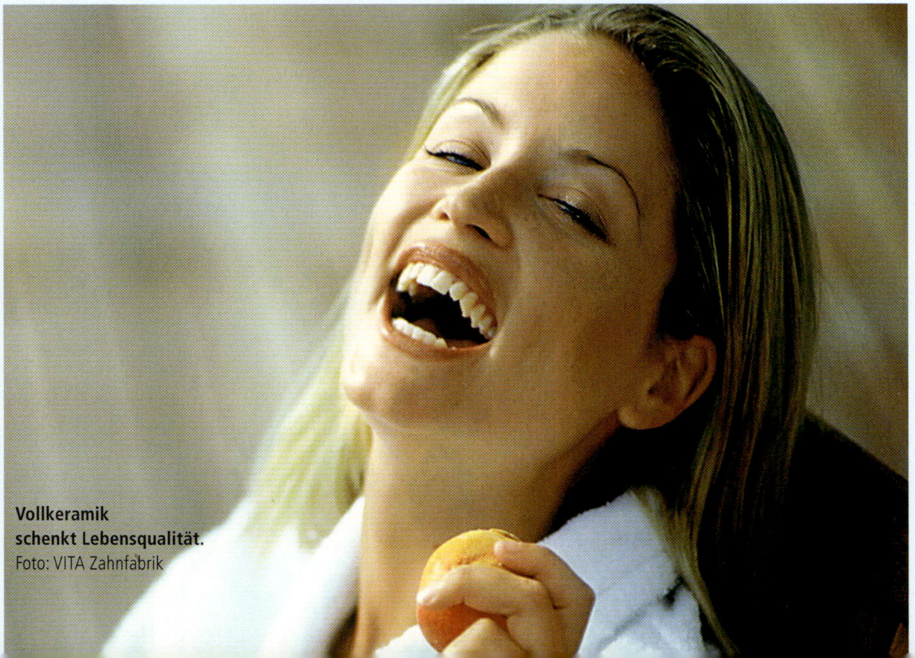

Vollkeramik schenkt Lebensqualität.
Foto: VITA Zahnfabrik

Vollkeramik – individuell, ästhetisch und metallfrei

Vollkeramik ist die Bezeichnung für ausschließlich aus Keramik bestehende Restaurationen ohne Metallunterstützung. Keramiken sind abrasionsfest, haben lichtleitende und lichtbrechende Eigenschaften, sind absolut farbbeständig und ermöglichen einen unsichtbaren Übergang des Restaurationsrandes in die unbeschliffene Zahnhartsubstanz. Die Werkstoffe sind chemisch inert, sind somit neutral zu anderen Restaurationsmaterialien im Mund, gehen nicht in Lösung und sind deshalb biologisch sehr verträglich. In ihrer Beständigkeit übertreffen Keramiken selbst hochedelmetallhaltige Gusslegierungen. Keramikwerkstoffe sind hervorragende thermische Isolatoren und deshalb ideal zur Überkappung von vitalem Dentin. Die mineralischen Grundbausteine der Keramik können beim industriellen Herstellungsprozess so selektiert und justiert werden, dass sich ideale lichtoptische Eigenschaften ergeben, um die in der Natur vielfältig auftretenden Zahnfarben für eine Restauration zu reproduzieren.

Die kennzeichnende Eigenschaft der Keramik ist ihre Sprödigkeit, und im Vergleich zu Metall die geringere Biegefestigkeit und Bruchzähigkeit. Keramik ist hochdruck-belastbar, aber empfindlich auf Zugspannungen. In der zahnärztlichen Behandlung erfordern die Keramikrestaurationen mehr Aufwand für die Präparation sowie für die Eingliederung. Die Keramik muss für die vorgesehene Indikation sorgfältig ausgewählt werden und die anatomischen Voraussetzungen müssen gegeben sein. Bei der zahntechnischen Fertigung ist Sorgfalt erforderlich, besonders beim Beschleifen der Keramikgerüste. Diese Herausforderungen lassen sich heute mit geeigneten Techniken beherrschen. Für das Fertigen und Eingliedern stehen mittlerweile ausgereifte und erprobte Systeme zur Verfügung. Die geringere Bruchfestigkeit einzelner Keramiksysteme kann klinisch durch die adhäsive Befestigung am Zahn kompensiert werden.

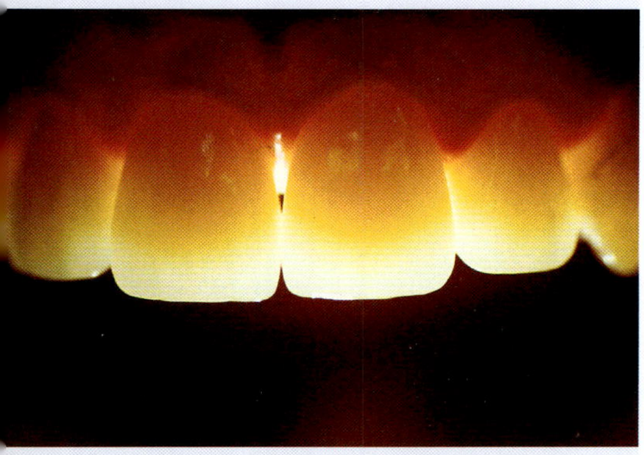

Keramikwerkstoffe sind ähnlich lichtdurchlässig wie der natürliche Zahn. Kristalle reflektieren einfallendes Licht, steuern die Farbgebung in den tieferliegenden Schichten und bilden zusammen mit der Verblendung die Grundlage für eine ausgezeichnete Ästhetik.
Abb.: Edelhoff

Vollkeramische Einlagefüllungen, Veneers, Kronen und Brücken erfreuen sich wegen der ausgezeichneten Ästhetik und Körperverträglichkeit zunehmender Beliebtheit. Aus Gründen der hochwertigen Materialqualität werden bei hohen Ansprüchen an die Belastbarkeit überwiegend industriell vorgefertigte Keramiken eingesetzt, die im CAD / CAM-Verfahren verarbeitet werden.

Restaurationen aus industriell vorgefertigten Keramiken können oberflächlich individualisiert und charakterisiert werden. Ihr Vorteil gegenüber manuell geschichteten Restaurationen liegt in der verbesserten Materialqualität und in der höheren Bruchfestigkeit der unter standardisierten Bedingungen hergestellten Keramikrohlinge.

Bewährte klinische Anwendungen

Unter dem Aspekt der Ästhetik und Biokompatibilität sind Keramiken die Werkstoffe der ersten Wahl. Zahnärzte und Zahntechniker verstehen es heute, Restaurationen aus Keramik zu schaffen, die dem natürlichen Vorbild in Form, Oberfläche, Farbe, Transparenz und Transluzenz in nichts nachstehen. Unverträglichkeitsreaktionen wie Allergien oder toxische Gewebeschädigungen sind zwar auch bei Metallen relativ selten, doch selbst Edelmetalllegierungen können bei mangelhafter Verarbeitung korrodieren. Keramik ist hier die ideale Alternative, da sie chemisch inert ist und in der Mundhöhle nicht in Lösung geht.

Bei folgenden Versorgungen haben sich vollkeramische Werkstoffe mit unterschiedlichen physikalischen Eigenschaften bewährt und verfügen über erfolgsversprechende, klinische Daten (vgl. auch Kapitel 15).

- Einlagefüllungen (Inlay, Onlay), Black-Klasse I, II und V, adhäsiv befestigt
- Teilkronen, Überkuppelung mehrerer Höcker, adhäsiv befestigt
- Restaurationen der Black-Klasse IV, adhäsiv befestigt
- Veneers im Frontzahn- und im Prämolarenbereich, adhäsiv befestigt
- Kronen als Einzelzahnversorgung im Front- und Seitenzahnbereich, auch zur Bisshebung, adhäsiv oder konventionell befestigt
- Endo-Einzelkronen, adhäsiv befestigt (Krone mit Retention im Pulpakavum ohne Stiftverankerung)
- Brücken im Frontzahnbereich, 3gliedrig, adhäsiv oder konventionell befestigt
- Adhäsiv-Brücken, 2 – 3gliedrig für Lückenschluss mit 1–2 Flügeln, adhäsiv befestigt
- Brücken im Seitenzahnbereich mit gutdimensionierten Konnektoren, bis zu 4 Gliedern, adhäsiv oder konventionell befestigt
- Primärteleskope zur Aufnahme von Sekundärkronen für abnehmbare Brücken
- Implantat-Kronen, -Abutments und -Brücken
- Geschiebearbeiten, Kronen mit angesetztem Zapfengeschiebe.

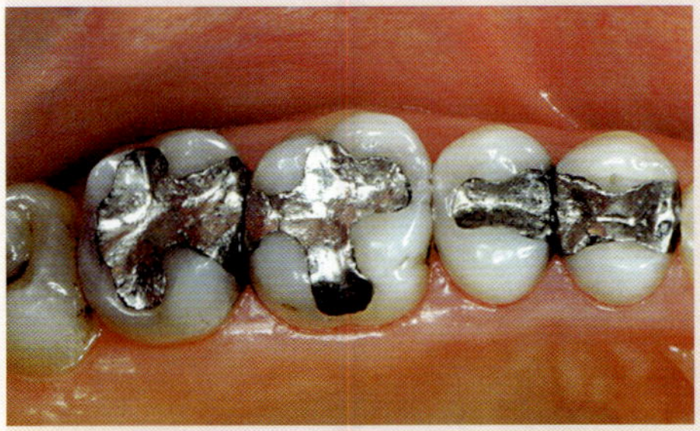

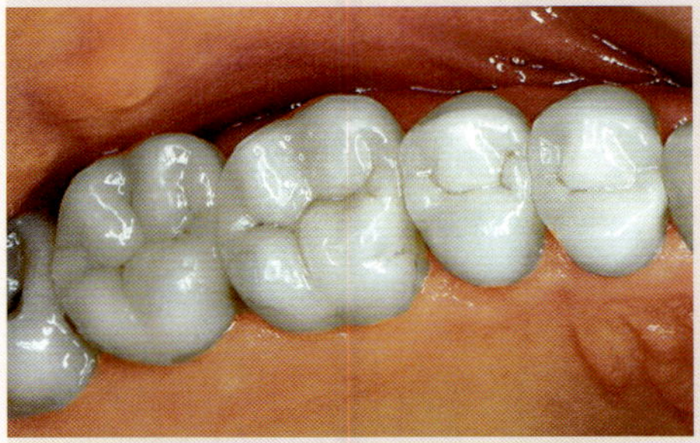

Keramikinlays substituieren Amalgamfüllungen.
Foto: Leistner

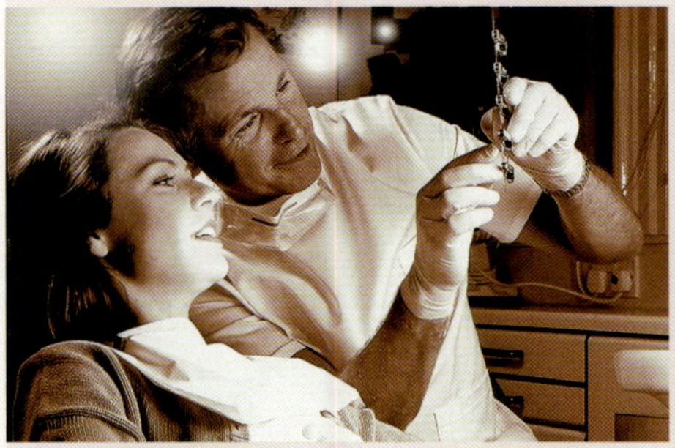

Patienten honorieren eine ausführliche Beratung über die klinischen und ästhetischen Möglichkeiten der vollkeramischen Restauration.
Foto: AG Keramik

Der klinische Einsatz

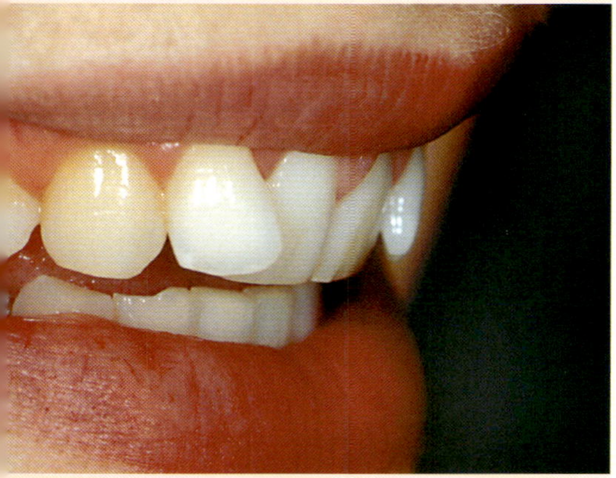

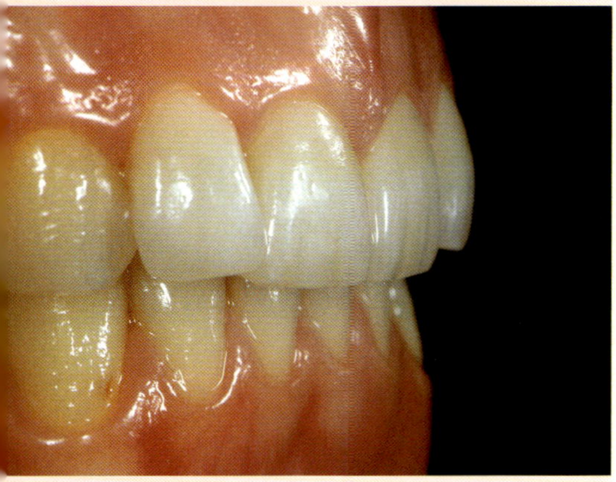

Schwierige Zahnstellungen und Bissanomalien in der Front können mit Veneers korrigiert werden.
Foto: Hajto

Generelle Überlegungen:

Auf den folgenden Seiten werden alle Bedingungen aus klinischer und anwendungstechnischer Sicht für die verschiedenen Indikationen vollkeramischer Restaurationen dargestellt. Die bewusste Reduzierung des Leitfadens auf das Wesentliche soll die Anwendung praxisgerecht vereinfachen.

Folgende Überlegungen sind anzustellen, um eine indikations- und werkstoffgerechte Verarbeitung der Keramik zu gewährleisten:

- Welche Restaurationen sind geplant?
- Wie umfangreich ist der Substanzverlust, die kariöse Läsion?
- Wo endet die Präparationsgrenze?
- Sind Einzelzahn-Restaurationen oder Brückenversorgungen erforderlich?
- Sind die Restaurationen im Front- oder im Seitenzahnbereich?
- Sind Anzeichen von Parafunktionen und Bruxismus vorhanden?
- Wie ist die Belastungsverteilung der statischen und dynamischen Okklusion?
- Soll die Restauration geklebt oder konventionell zementiert werden?
- Sind Stellungsänderungen erwünscht?
- Sind Zahnsubstanz-Verfärbungen vorhanden, die abgedeckt werden müssen?
- Welchen Grad an Transparenz und Transluzenz haben die natürlichen Zähne?
- Wieviel sieht man von den Zähnen?

Die vielfältigen Möglichkeiten der verfügbaren vollkeramischen Systeme machen eine sorgfältige Diagnostik und Planung im Vorfeld erforderlich, denn danach richten sich auch Präparation und Konstruktion der Restauration. Physikalische und anatomische Gegebenheiten müssen einbezogen werden. Auch die Wünsche und Vorstellungen des Patienten sollten berücksichtigt werden.

Vollkeramik für Einlagefüllungen, Onlays und Seitenzahn-Teilkronen

Indikationen

Vollkeramik ist zur Behandlung aller Defekte und Substanz-Ergänzungen am Einzelzahn geeignet.

Bei Teilrestaurationen und bei der Notwendigkeit der adhäsiven Befestigung ist darauf zu achten, dass eine Trockenlegung durch Kofferdam möglich ist.

Gegenüber konventionellen Füllungen und Teilkronen besteht der Vorteil der adhäsiven Befestigung im Schmelz darin, dass selbst dünne Höcker nicht zwingend überkuppelt werden müssen.

Bei folgenden Indikationen sollte die Indikation für Vollkeramik überdacht werden:

- Bei sehr flachen und schmalen Kavitäten (Mindestschichtdicke).
- Alternative: Erweiterte Fissurenversiegelung und Kompositrestauration
- Wenn keine ausreichende Trockenlegung möglich ist
- Bei Bruxismus oder Verdacht auf parafunktionelle Okklusionsverhältnisse sollte die zusätzliche Anfertigung eines Aufbissbehelfes als Schutz für die Nacht erwogen werden.

Bei der Keramikauswahl für Inlays, Onlays und Teilkronen sind die Silikatkeramiken (Glas-, Feldspatkeramik) das Mittel der Wahl, da sie am besten den Zahnschmelz imitieren können. Diese Restaurationen müssen adhäsiv eingesetzt werden.

Präparation

Bei der Präparation für Keramikrestaurationen verzichtet man auf

- Federrand
- Dentinunterstützung des Schmelzes
- Extensive Retentionsformen.

Eine Schmelzbegrenzung ist nicht zwingend erforderlich. Dennoch sollte bei tiefliegenden Kavitätenrändern Kofferdam einsetzbar sein. Nicht einsehbare Ränder verursachen Probleme mit einem dauerhaften Dentin-Komposit-Verbund und bei der Überschussentfernung nach dem Einsetzen.

Durch den Einsatz der Adhäsivtechnik wird ein weitgehend defektorientiertes, substanzschonendes Präparieren möglich. Okklusalkontakte im Bereich der Inlayränder sollen vermieden werden.

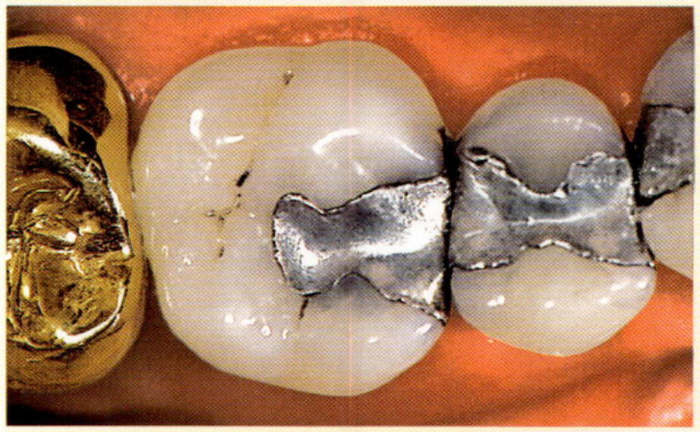

Unterschiedliche, metallische Werkstoffe sind nicht nur aus ästhetischer Sicht problematisch, sie können auch Verträglichkeitsrisiken bergen.
Foto: Manhart

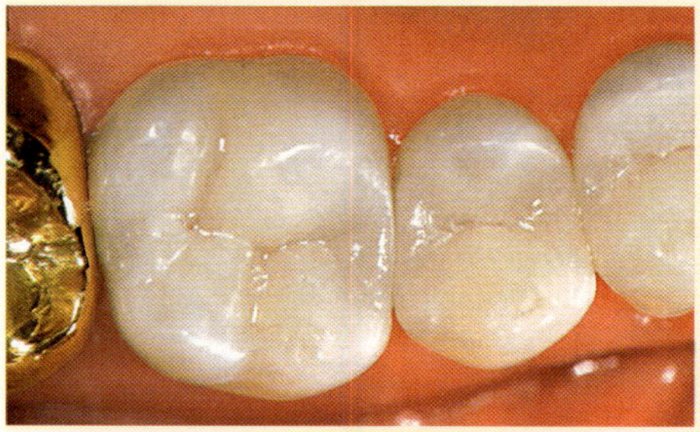

Vollkeramik ist nahezu chemisch inert und wirkt als „thermischer Isolator".
Foto: Manhart

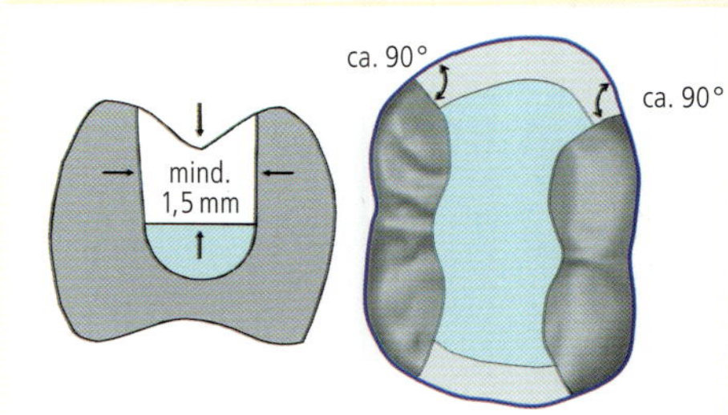

Präparationsdesign für Keramikinlays. Isthmusbreite und Schichtstärke sollten okklusal 1,5 mm nicht unterschreiten. Im Bereich des Präparationsrandes ist auf einen nahezu senkrechten Übergang zur Zahnoberfläche zu achten (ca. 70 – 110°).
Abb.: Mehl

Vollkeramik für Einlagefüllungen, Onlays und Seitenzahn-Teilkronen

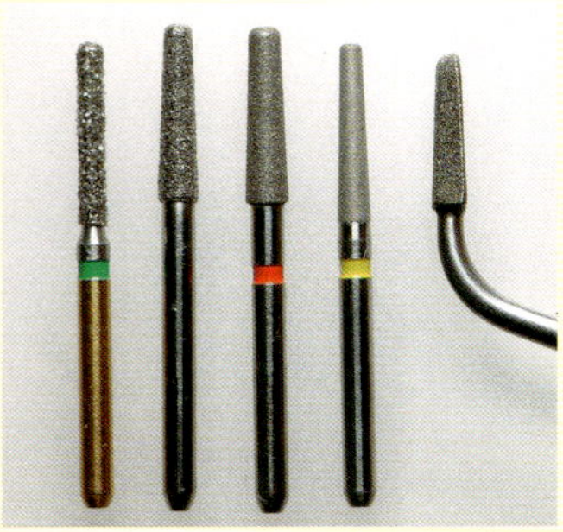

Bewährte Formen von Diamantinstrumenten für die Präparation von Keramikinlays und -onlays. Zusätzlich können zum Finieren des Präparationsrandes diamantierte Schall- und Ultraschallaufsätze empfohlen werden. Abb.: Mehl

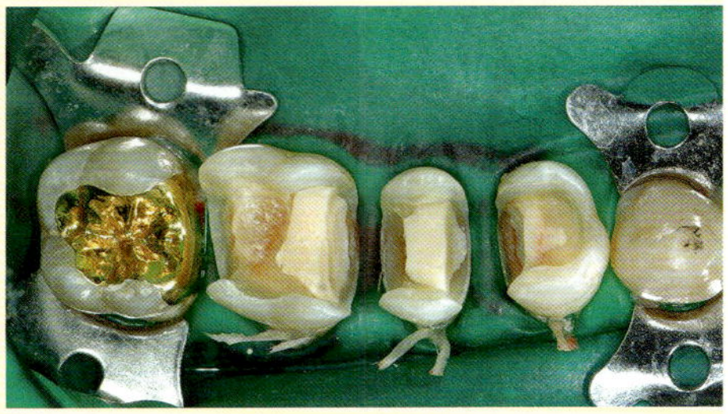

Restzahnsituation mit ausgedehnten Kavitäten. Zur Stabilisierung der Höcker ist eine Adhäsiv-Versorgung mit Keramikinlays vorgesehen.
Foto: Mehl

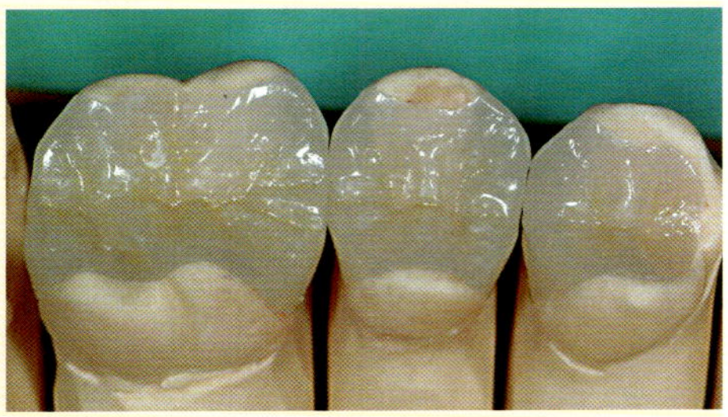

Inlays aus Presskeramik auf dem Modell.
Foto: Mehl

Die Kavitätengeometrie sollte folgende Bedingungen erfüllen:

- Öffnungswinkel der Kavitätenwand nicht weiter als 6°, nach okklusal divergierend (erleichtert die technische und klinische Verarbeitung)
- Präparation approximal soweit extendieren, dass die Approximalkontakte zu den Nachbarzähnen vollständig separiert und Kavitätenränder zum Entfernen von Kunststoffüberschüssen zugänglich sind
- Übergang zwischen den Präparationswänden und Kavitätenboden abrunden
- Breite des Inlays (Isthmus) sollte so bemessen sein, dass die Mindeststärke von 1,5 mm nicht unterschritten wird
- Okklusale Mindestschichtstärke 1,5 mm im tiefsten Bereich der Fissur
- Überhänge approximaler Inlayanteile, sollten nicht größer als 1,5 – 2 mm sein.
- Präparationsgrenzen so anlegen, dass am Übergang von der Restauration zur Zahnhartsubstanz ein Kavitäten-Oberflächenwinkel von ca. 90° entsteht (Festigkeit der Randbereiche maximieren)
- Auf eine prophylaktisch stabilisierende Höckerüberkupplung kann verzichtet werden
- Finieren der Kavitätenwände, Diamantkorngröße bis 40 µm
- Evtl. approximal oszillierende Diamant-Feilen einsetzen (mechanisch, Ultraschallantrieb)
- Keine „Schmelznasen" stehen lassen.

Die Präparationsbedingungen für das Onlay und die Seitenzahn-Keramikteilkrone sind:

- Materialstärke (mind. 1,5 mm)
- Isthmus zur Steigerung der Retention ist nicht erforderlich
- Innenkanten müssen abgerundet werden
- Keine langen und verzweigten Kavitätenränder
- Axiale Restwandstärken nicht unter 1 mm
- 90° Stufe am gesamten Präparationsrand ist anzustreben
- Hohlkehl-Präparation und leicht abfallende Stufen sind akzeptabel.

Präparation avitaler Zähne

- Gleiche Präparation wie Inlay und Teilkrone

Temporäre Versorgung – weiteres Vorgehen

Abhängig vom gewählten Fertigungsverfahren ist eine temporäre Versorgung der Kavität erforderlich. Wird die Restauration chairside, d. h. mittels CAD / CAM-System (z. B. Cerec) in einer Sitzung hergestellt, kann auf temporäre Versorgung verzichtet werden.

Für die temporären Versorgungen sollten zur besseren Stabilisierung sollten keine semiplastischen Materialien, sondern mechanisch stabile Bis-GMA- oder PMMA-Kunststoffe verwendet werden.

Alternativ steht die Methode nach Paul / Tagami zur Verfügung. Procedere am Zahn: Dentinadhäsiv sofort nach Präparation auftragen, dann Schmelzränder finieren, Abformung der Kavität, Provisorium mit eugenolhaltigem Zement einsetzen (damit Kleber nicht vollständig polymerisiert). Bei definitiver Eingliederung der Restauration die Kavität reinigen, nochmals Dentinadhäsiv auftragen, finales Eingliedern.

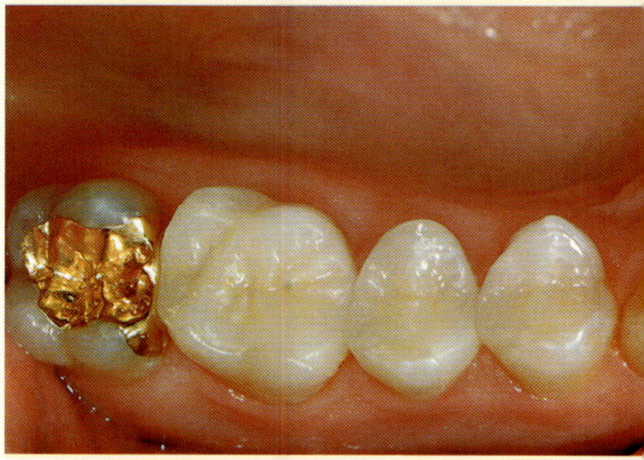

Keramikinlays, nach drei Jahren in situ.
Foto: Mehl

Farbauswahl

- Vor Beginn der Präparation festlegen. Erfolgt bei Substitution von Amalgamfüllungen nach dem Exkavieren (siehe Seite 49).

Abformung

- Bei Einsatz eines praxisgeeigneten CAD / CAM-Systems erfolgt die Abformung mittels 3D-Messkamera direkt im Mund des Patienten.
- Wird die Restauration im Labor hergestellt, ist eine konventionelle Abformung für das Modell und für die weitere zahntechnische Verarbeitung erforderlich.

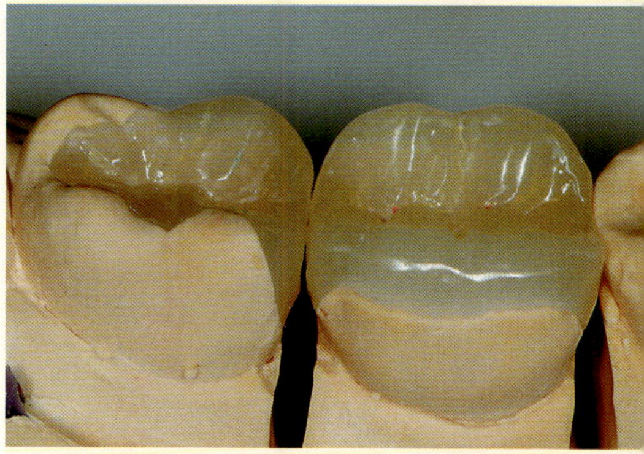

Überkuppelung der Höcker mit einer substanzschonenden Teilkrone.
Foto: Kunzelmann

Labor-Procedere

Für Einlagefüllungen und Teilkronen umfasst dies die nachstehenden Arbeitsschritte:

- Farbauswahl, Bestimmung der farblichen Individualisierung
- Modellherstellung: Superhartgips, Verwendung von dentinfarbenen Kunststoffstümpfen (nur bei Silikatkeramiken)
- Gezielter Einsatz des Dye-Spacer für den Zementspalt (bei CAD / CAM-Frästechnik übernimmt das die Software)

Vollkeramik für Einlagefüllungen, Onlays und Seitenzahn-Teilkronen

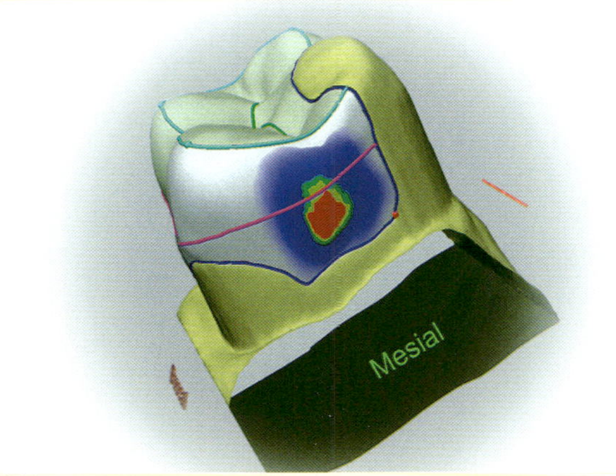

Mit dem CEREC-System digital erzeugte Teilkrone mit Rekonstruktion von 3 Höckern.
Foto: Sirona

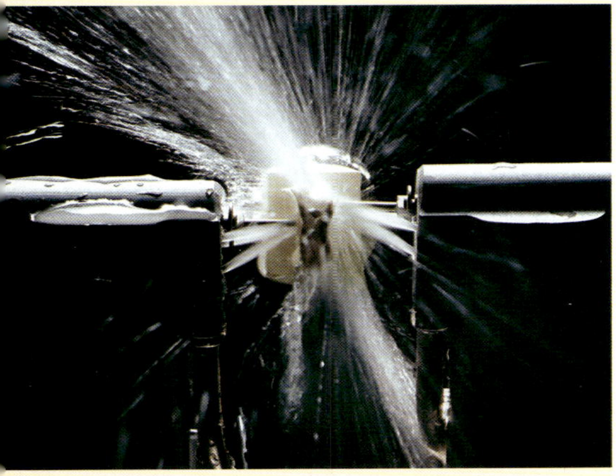

Die CAD/CAM-Technik ermöglicht das vollautomatische Ausschleifen der Restauration in 10 – 20 Minuten.
Foto: Sirona

- Striktes Einhalten der Herstellervorgaben für Wandstärken zur Verhinderung von inneren Spannungen und Rissen, Vermeidung von Lufteinschlüssen und Oberflächendefekten
- Okklusionskonzepte mit dem Zahnarzt koordinieren zur Sicherstellung eines minimalen Einschleifaufwands, Antagonisten einbeziehen
- Anpassung am ungesägtem Modell
- Evtl. Innenseite der Einlagefüllung oder Teilkrone abstrahlen (Korund 50 µm) zur Reinigung und zur Oberflächenkonditionierung, Randbereiche auslassen.

Chairside-Procedere

Für chairside-gefertigte Einlagefüllungen und Teilkronen umfasst die die CAD/CAM-Technik folgende Arbeitsschritte:

- Konstruktion der Restauration auf dem Bildschirm, striktes Einhalten der Herstellervorgaben für Schichtstärke zur Verhinderung von Spannungen, Rissneigung und Berücksichtigung des Okklusionskonzeptes zur Sicherstellung eines minimalen Einschleifaufwandes
- Vollautomatisches Ausschleifen der Restauration
- Entfernen des Schleifzapfens und Politur oder Glanzbrand.

Eingliedern

- Einprobe der Keramik-Restauration ohne Druck und ohne Okklusionskontrolle
- Überprüfen der Approximalkontakte und Randschlusskontrolle mit Silikon (niedrigviskos) oder Puder
- Farbkontrolle durch Einprobe mit Glycerin-Gel
- Auf restloses Entfernen der Kontrollhilfen und völlige Entfettung nach der Einprobe achten
- Kein provisorisches Tragen unter Verwendung provisorischer Zemente
- Trockenlegung (Kofferdam) bei Verwendung von Kompositbefestigungswerkstoffen
- Ätzen und Konditionieren der Kavität
- Ätzen und Konditionieren der Restauration mit Flusssäure und Silan erst kurz vor dem Einsetzen (chairside)
- Silan auftragen, 3 – 5 Min. verdunsten lassen
- Eingliedern mit dualhärtendem Komposit

- „Total Bond" ist zur Befestigung geeignet
- Glyceringel auftragen vor dem Aushärten
- Vor Kofferdam-Entfernung Überschüsse entfernen
- Okklusionskontrolle auf der befestigten Restauration
- Politur der eingeschliffenen Bereiche.

Der adhäsive Befestigungsprozess ist im Kapitel Befestigungstechnik, Seite 51, ausführlich beschrieben.

Ausarbeitung und Politur

- Okklusion prüfen, bearbeiten und kontrollieren
- Letzte Komposit-Überschüsse entfernen, Einsatz von Finierdiamantinstrumenten und Finierstreifen (40 µm, 25 µm)
- Polieren
- Fluoridierung der mit Ätzgel behandelten Schmelzoberfläche.

Nachsorge der Restauration

Dazu dienen folgende Arbeitsschritte:

- Überschusskontrolle
- Okklusionskontrolle
- Nachpolitur
- Fluoridierung der Schmelzoberfläche
- Recall mit dem Patienten vereinbaren (Prophylaxeprogramm).

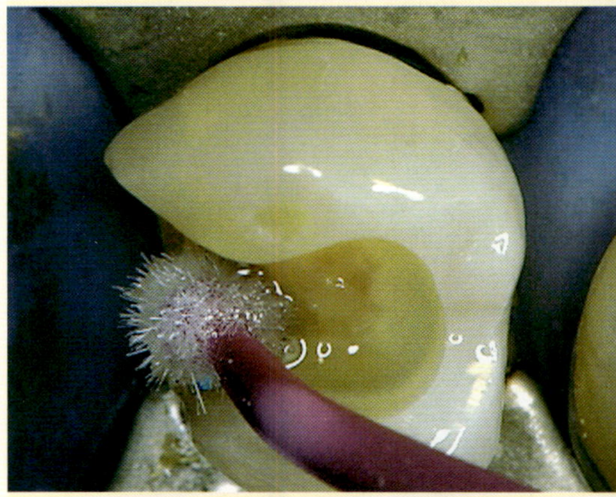

Die adhäsive Befestigung der Restauration erfordert das Konditionieren von Schmelz bzw. Dentin und der Keramikoberfläche.
Foto: Frankenberger

Vollkeramik für Einlagefüllungen, Onlays und Seitenzahn-Teilkronen

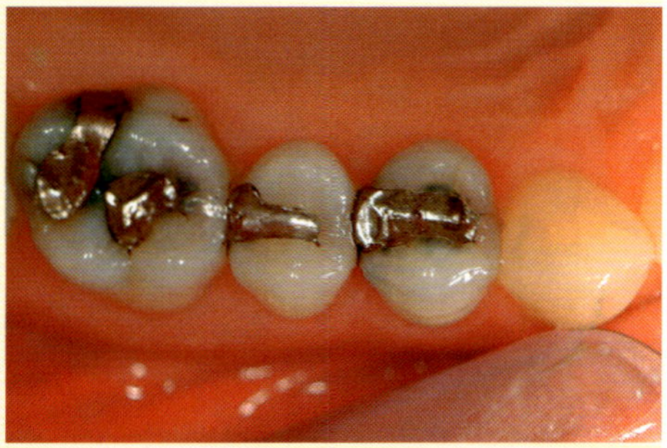

Amalgam-Füllungen zur Substitution mit Keramik.

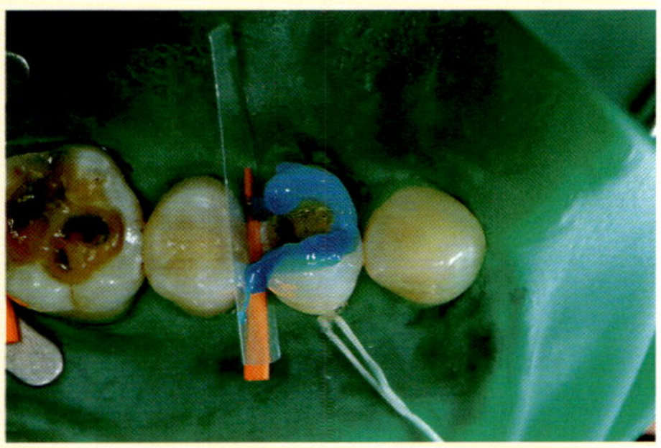

Ätzen der Kavitätenränder mit Phosphorsäure.

Schrittweises Vorgehen bei der Versorgung einer Keramikinlay-Kavität

Behandlungsschritt	Hinweise	Instrumente/Materialien
Kariesdiagnostik	nach Entfernung vorhandener Füllungen ggf. wiederholen	Spiegel, Diaphanoskopie (FOTI) Bissflügelröntgenaufnahme
Farbauswahl	feuchter Zahn, natürliches Licht, keine grellen Farben	Zum Materialsystem gehörender Farbschlüssel bzw. Vita-Farbring
Abformung für Provisorien	Bei indirekter Herstellung der Provisorien ggf. korrigieren	Löffel, Abformmaterial
Okklusionspunkte markieren	Möglichst keine Präparationsränder in Okklusionskontaktbereiche legen	Hanelfolie (12 µm)
Vorverkeilen	Cave: Zahnfleischpapillen, Beschädigung des Nachbarzahnes bei der Präparation	Holzkeile
Präparation Kariesexkavation	Kavitätenmindesttiefe (Inlayschichtdicke mindestens 1,5 mm)	Hartmetall-Rosenbohrer, Präparierdiamanten (80 µm), Finierdiamanten (40 µm)
Kavitätenreinigung	Desinfektion	H_2O_2 (3 %) oder CHX (0,2 %)
Ggf. Versorgen der Dentinwunde (Cp)	Wenn pulpanahe Dentinbereiche freiliegen (<1 mm Restdentinstärke)	Kalziumhydroxydpräparat -wässrige Ca $(OH)_2$-Suspension (z. B. Calicur, Calxyl)
Unterfüllung	flache Kavitäten: keine Unterfüllung, tiefe Kavitäten: mit Unterfüllung abdecken oder partiell ausblocken	Glasionomerzement (Kapsel-Präparate, z. B. Ketac Bond) Applikation im Überschuss, zurückpräparieren wenn fest
Finieren der Kavität	„abgerundete" Innenkanten keine Randanschrägung, Kanten nur brechen keine dünn auslaufenden Randbereiche, okklusal ggf. Soflexscheiben	Finierdiamanten (25 µm) ev. Intra-Eva-Kopf (61 LA) und Eva-Feilen (Cavisshape, Bevelshape: 25 µm) oder Sonicsys (Mini: Torpedoansatz)
Abformung bei Impregum: erst Löffel befüllen, dann Applikationsspritze, Brücken im selben Kiefer ausblocken	Abformlöffel einprobieren, evtl. nach distal abdämmen, okklusale Stopps, stark unter sich gehende Bereiche (Brückenglieder) ggf. ausblocken, Herstellerangaben für Aushärtzeit beachten!	Löffel bereits vorbereiten (Stops) Auswahl anhand der Situationsmodelle Abformlöffel evtl. Stangen-Kerr zum Individualisieren, Retraktionsfäden, Fadenlegeinstrument oder Heidemannspatel, Abformmaterial (z.B. Impregum/Pentamix, Impregumspritze
Gesichtsbogen, Okklusionsregistrat	Bei unklarer Okklusionssituation bzw. bei ausgedehnten Versorgungen wie z. B. Inlaystraßen	Gesichtsbogenset, Regisil PB
Gegenkieferabformung	Bereits vorher möglich	Abformlöffel Alginat
Anfertigen und Eingliedern des Provisoriums	Kavität isolieren, zervikale Unterschnitte ausblocken, Provisorienmaterial blasenfrei in Überabdruck mit Spritze einfüllen, Aushärtezeit lt. Herstellerangaben! Okklusionskontrolle, Durchtasten des Provisoriums zur Kontrolle der Präparationstiefe, Einsetzen mit eugenolfreiem Zement	v. a. bei „Pa-Gebiss" Überabformung, besser Tiefziehfolie Paraffinöl, Protemp II, Provicol, Fräse + Technikhandstück, Hanelfolie, Folienhalter

Schrittweises Vorgehen bei der Versorgung einer Keramikinlay-Kavität

Behandlungsschritt	Hinweise	Instrumente/Materialien
Provisorium entfernen	Kavitätenränder nicht verletzen	Kralle, Scaler
Zahn reinigen		Polierpaste (z. B. Zircate), Polierkelch oder Bürstchen
Inlayeinprobe	keine Oklusionskontrolle, nur Passgenauigkeit und Approximalkontakte prüfen (evtl. verkeilen)	Zahnseide, Lupenbrille ggf. „Softprobe" und feine Diamantschleifkörper
Kofferdam legen	bei Klammerapplikation Zahn und Gingiva nicht verletzen	Kofferdamgummi – mittel, Spannrahmen, ggf. Klammern und -zange,Wedjets (teuer), alternativ: Gummilasche
Inlay adhäsiv vorbehandeln (Ätzen, Silanisieren, Bond)	Keramikinlays werden 60 s geätzt, Flusssäure vor dem Weggießen verdünnen oder neutralisieren, Lösungsmittel des Silans verdunsten lassen (5 min), Bond nicht härten	Flusssäure (z. B. Vita Ceramics Etch), Silanlösung (z. B. Monobond S), Bond (siehe DBA), Pinsel, Schälchen für Lösungen, diamantierte Pinzette
Zahn vorbehandeln (Schmelz bzw. Schmelz und Dentin ätzen, Dentinadhäsiv und Bond)	Genaue Anleitung des Herstellers beachten, Primer und Monomere nur mit Pinsel berühren, Schmelz 30 s, Dentin 15 s	Phosphorsäure und Applikationskanüle, Dentinadhäsiv u. Bond, mehrere Pinsel bzw. Applikatoren
Befestigungskomposit anmischen und einbringen	bei tieferen Defekten nur dual härtende Komposite verwenden; Befestigungskomposit mit Spatel an allen Kavitätenwänden adaptieren	Befestigungskomposit (z.B. Sonocem, Variolink Ultra), Spatel, Block, Ultraschalleinsetzgerät
Inlay einsetzen	Inlay vorsichtig eindrücken, ggf. mit Ultraschall in definitive Position bringen (ca. 3 bis 5 s) Ansatz	diamantierte Pinzette, ggf. Ultraschallgerät mit speziellem
Überschüsse entfernen	approximal genauestens auf Überschüsse kontrollieren	Zahnseide, Scaler, Lupenbrille
Glyzeringel applizieren	erforderlich, wenn die Überschüsse vor Aushärtung vollständig entfernt werden	Airbloc, Applikationskanüle
Lichthärtung	von allen Seiten jeweils mind. 40 s	Polymerisationslampe, evtl. Schutzbrille
Kofferdam entfernen	Überprüfen, dass keine Kofferdamreste zurückbleiben	Kofferdamklammerzange, ggf. Schere oder Zahnseide, Scaler
Zahnfleischsulcus sondieren	trotz Kofferdam häufig gehärtete Überschüsse des DBA im Sulcus, die sonst übersehen werden	Scaler/Kürette
Okklusionskontrolle	auch Latero- und Mediotrusion prüfen	ggf. Feinkorndiamantschleifer
Politur	Klebefuge möglichst nicht mit abrasiven Polierpasten bearbeiten sonst entstehen muldenförmige Abrasionen	Klebefugenbereich mit Aluminiumoxid scheibchen (Soflex) polieren, Keramikfläche ggf. mit Diamantpolierpasten oder Keramikpolierer
Fluoridierung	Duraphat ist aufgrund seiner Farbe psychologisch ungünstig	Elmex fluid oder Fluorprotector
Nachkontrolle	nach wenigen Tagen nochmals Restauration überprüfen, Überschüsse sind dann meist besser erkennbar	Spiegel, Sonde, Lupenbrille

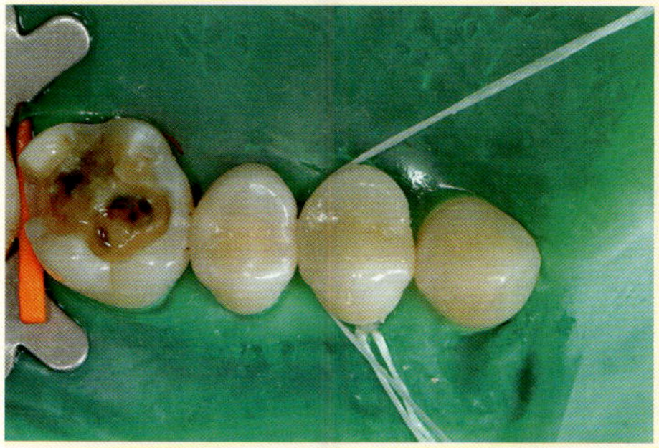

Eingliederung eines Keramikinlays mit Entfernen der Überschüsse.

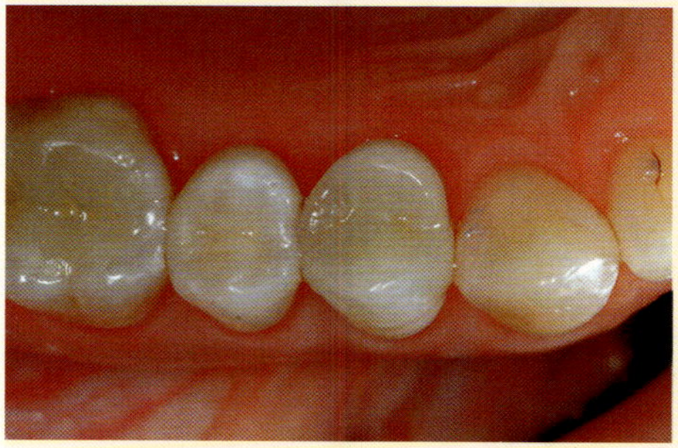

Zähne 44 – 46 keramisch rekonstruiert.
Alle Fotos: Kunzelmann

6.

Veneers, Frontzahn-Keramikteilkronen

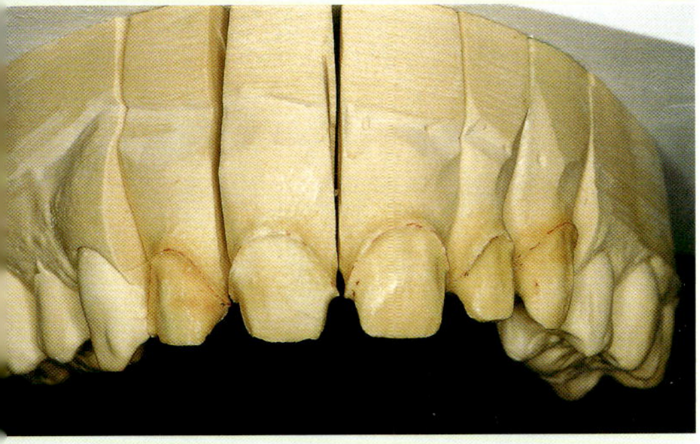

Präparation für vollkeramische Teilkronen, die im vestibulären Bereich einer Veneer-Präparation entspricht. Approximal und palatinal werden alle Defekte in die Präparation einbezogen.
Foto: Pröbster

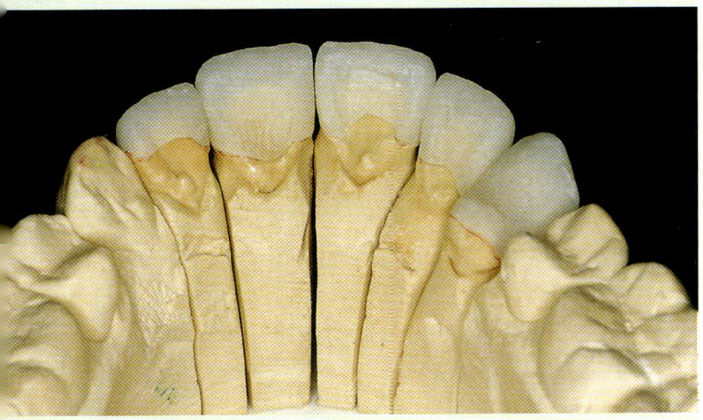

Silikatkeramik-Restaurationen nach dem Rohbrand. Es wurde defektorientiert präpariert.
Foto: Pröbster

Begriffsbestimmung

Für die Begriffe des vollkeramischen Veneers und der adhäsiv befestigten Keramik-Teilkrone werden auch die Bezeichnungen Facing, Laminate, Laminate Veneer, Frontzahn-Teilkrone und Verblendschale genutzt.

Aufgrund der wissenschaftlichen Verlautbarung der DGZMK liegt dann eine Teilkrone vor, wenn bei defektbezogener Präparation die Inzisalkante und/oder Approximalflächen ganz oder teilweise in die Präparation einbezogen werden.

Indikation

Das Keramik-Veneer ist als Restauration nicht nur auf Frontzähne beschränkt, sondern ist auch im Prämolaren- und im Molarenbereich einsetzbar. Durch Veneers bzw. Keramikteilkronen kann häufig eine Krone vermieden werden.

- Korrekturen von Zahnformen
- Stellungsveränderungen, Schließen eines Diastemas
- Versorgung nach Frakturen
- Farbkorrekturen natürlicher Zahnhartsubstanz, z.B. durch Fluorose oder bei Tetracyclin-Verfärbungen
- Reparatur prothetischer Elemente mit Keramikverblendung oder Kompositverblendung
- Zur Korrektur der statischen und dynamischen Okklusion, bei Bisslageänderungen (palatinale Eckzahn-Veneers, aufgeklebte Kauflächen, Okklusionsschalen, Okklusionsaufbauten).

Werkstoff und Herstellungsverfahren

Veneers werden zur Erfüllung hoher ästhetischer Ansprüche fast ausschließlich aus Silikatkeramik hergestellt. Die Herstellverfahren sind:

- Pressen (z. B. Empress u. a.)
- Additive Formgebung durch Schichten aus optimierter Silikatkeramik für Inlays und Veneers (vergleichbar zur Verblendkeramik)
- Subtraktive Formgebung durch Schleifen aus Silikatkeramik-Rohlingen (z. B. Vitablocs, ProCAD, EmpressCAD, Everest G-Blank, Procera Laminates).

Individualisierung

Zur Individualisierung eignet sich die Maltechnik mit

- labial aufzutragenden Keramikmalfarben
- rückseitig aufzutragenden Komposit-Malfarben (nicht mit Keramikmalfarben), wobei die Farbwirkung von der Schichtstärke und von der Transparenz der Keramik abhängt
- der Schichttechnik, evtl. kombiniert mit einer Basis aus gepresster Glaskeramik (z. B. Empress) oder geschliffener Feldspatkeramik (z. B. Vitablocs).

Anforderungen an das Veneer

Für die Alltagstauglichkeit des Veneers bzw. der Teilkrone ist verantwortlich

- die Stabilität der Veneer-Basis
- die Präzision der Randgestaltung
- Farbanpassung.

Vorbereitung

Zuerst sollte das Farb- und Formkonzept mit dem Patienten besprochen werden:

- Form- und Farbvorstellungen, ebenso Charakterisierung wie Flecken, Risse, Sprünge
- Durch Exkursionsbewegungen oder Modellanalyse kann die Realisierbarkeit von Formänderungen überprüft werden
- Zu starke Kontakte auf Schneidekanten führen zu Abplatzungen, besonders bei der Verlängerung von Frontzähnen.

Als Hilfsmittel können eingesetzt werden:

- Diagnostisches Wax-up
- Mock-up
- Imaging.

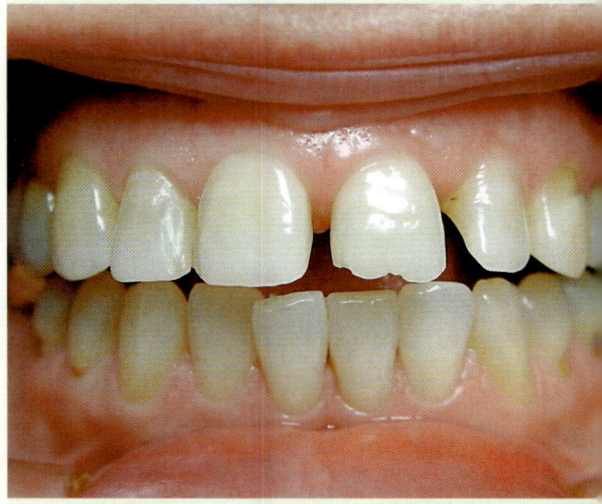

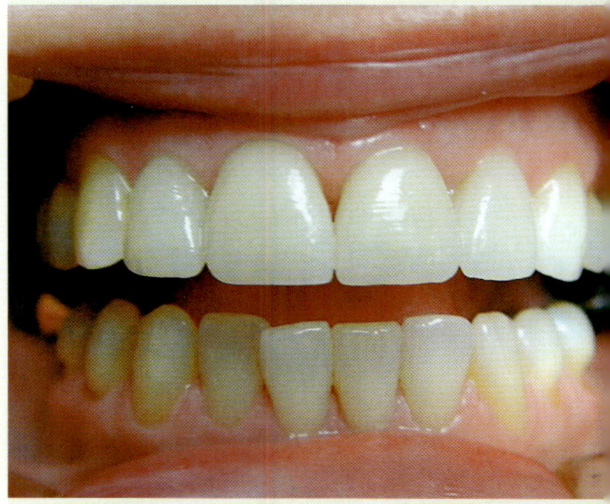

Diastema, Schmelzkantenbruch, Stellungsanomalien werden durch Veneers verändert.
Foto: Linne / Hillmann

Veneers, Frontzahn-Keramikteilkronen

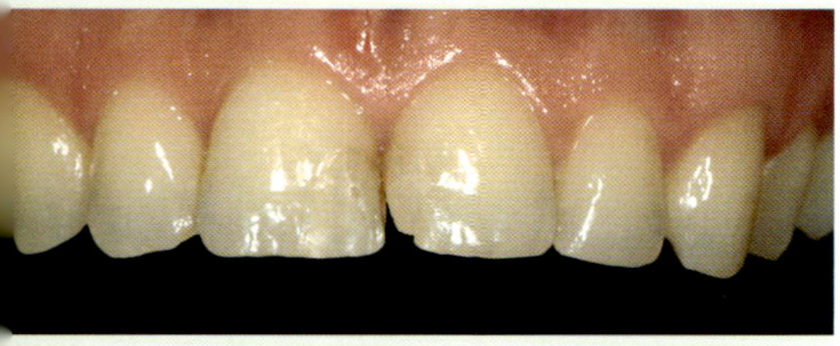

Insuffiziente FZ-Kunststofffüllungen und Inzisalfraktur

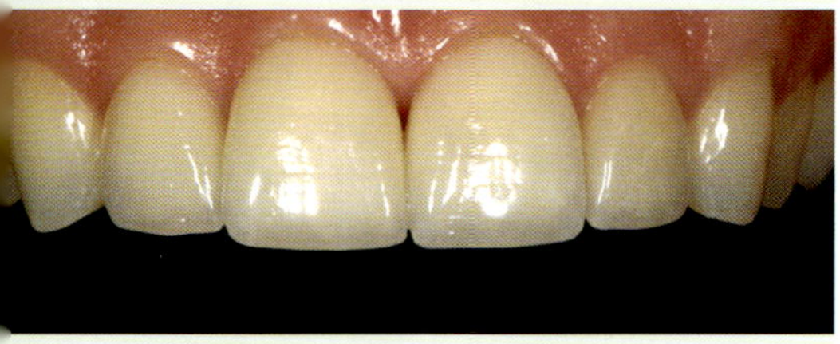

Veneer-Versorgungen auf Zähnen 11,12, 21, 22

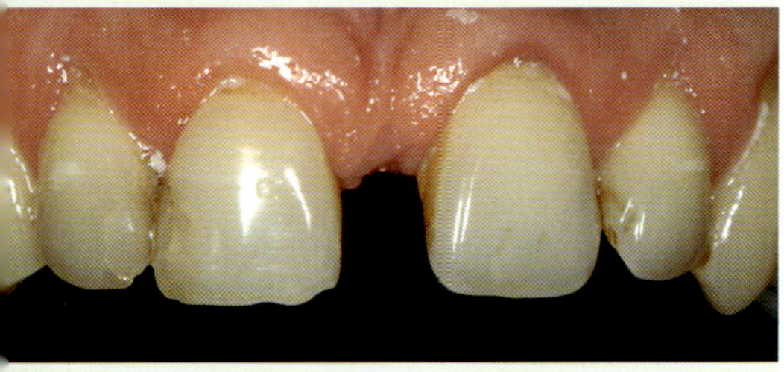

Diastema und insuffiziente Füllungen

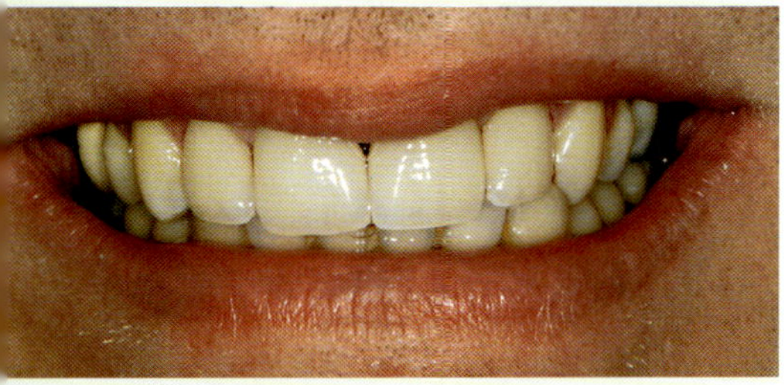

Veneers auf Zähnen 11, 12, 21, 22
Alle Fotos: Hajto

Für die Zahntechniker-Arbeit sind zu dokumentieren:

- Farbbestimmung
- Farbbesonderheiten, z. B. durch Vorgeben von Hell-Dunkel-Grenzen, Charakteristika
- Gesichtsform mit Lachlinien, Lippen, Zahnform, Biss, Gingiva und Lippen (durch Fotos)
- Farbbestimmung im Labor, da hier die gleichen Lichtverhältnisse vorliegen wie bei der Herstellung. Der Zahntechniker kann die Farbe auch mit Zahnarzt und Patient gemeinsam in der Praxis bestimmen.
- Alternative: Zahntechniker stellt individuelle Keramikmuster her (nur für Dentinfarbe), so dass der Zahnarzt die Farbe mit dem Patienten bestimmen und eine hohe Übereinstimmung mit dem Laborprozess erzielt werden kann.

Präparation

Vor der eigentlichen Präparationssitzung sollte stattfinden:

- Zahnreinigung 1 Woche vor der Behandlung (in dieser Zeit kann auch eine evtl. vorliegende Gingivitis abheilen, alle Beläge entfernen)
- Als Vorbehandlung evtl. das Bleichen der Zähne einplanen
- Farbbestimmung
- Wax-up vorbereiten als Präparationsschablone, auch bei Stellungsveränderungen für den Zahntechniker
- Vorbereiten eines Silikonwalls zur Schichtstärkenkontrolle
- Evtl. Gingiva schonend mit Faden retrahieren, um Verletzung zu vermeiden, CAVE: beim Präparieren Faden entfernen
- Vorbereitung des Provisoriums.

Bei der Vorbereitung mehrerer Veneers sollte möglichst symmetrisch gearbeitet werden.

Falls erforderlich, sollte in die Präparation auch die Erneuerung bestehender Füllungen einbezogen werden (defektorientierte Adhäsiv-Teilkrone). Die Präparationsgrenze muss dann vorhandene Füllungen überdecken.

Zugunsten einer geringen Substanzreduktion wird lediglich mit einem Finier-Diamantinstrument (25 – 40 µm) gearbeitet:

- Die Schmelzschicht wird weitgehend erhalten
- Die Säureätzung schafft eine bessere Retention als ein grobkörniger Diamant.

Veneers, Frontzahn-Keramikteilkronen

Zur Festlegung der Substanzreduktion und Tiefenmarkierung ist zu prüfen und zu bewerten:

- Altersabhängige Zahnfarbe, vorhandene Verfärbung
- Berücksichtigen, dass der Schmelz mit zunehmendem Lebensalter durch Erosion, Abrasion und Attrition dünner wird
- Korrekturnotwendigkeit als Indikator für die Schichtdicke des Veneers
- Mindestens 0,7 mm Schichtdicke, um eine erkennbare Farbkorrektur zu erreichen
- Abwägung: Schonung von Zahnsubstanz vs. erforderliche Schichtdicke zur Erzielung der gewünschten ästhetischen Wirkung
- Randpräparation auch bei sehr geringer Schichtdicke, wichtig für definitive Endposition, wichtige Hilfe zur Erkennung der Präparationsgrenze für den Zahntechniker.

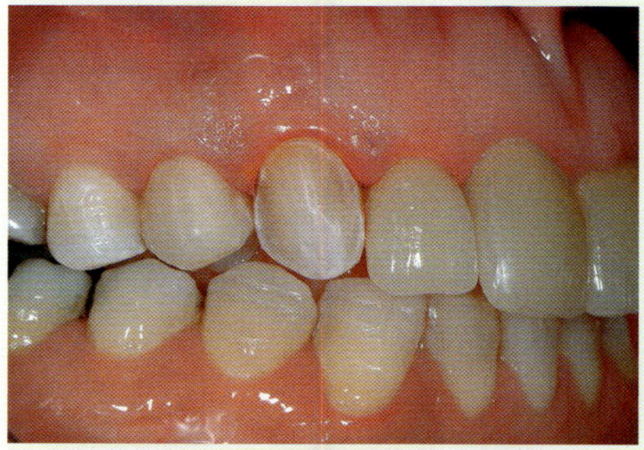

Präparation Zahn 13 für ein Veneer.

Erforderliche Eindringtiefe in den Schmelz festlegen durch

- Anlegen von horizontalen Orientierungsrillen durch Rillenschleifer oder Kugelform.

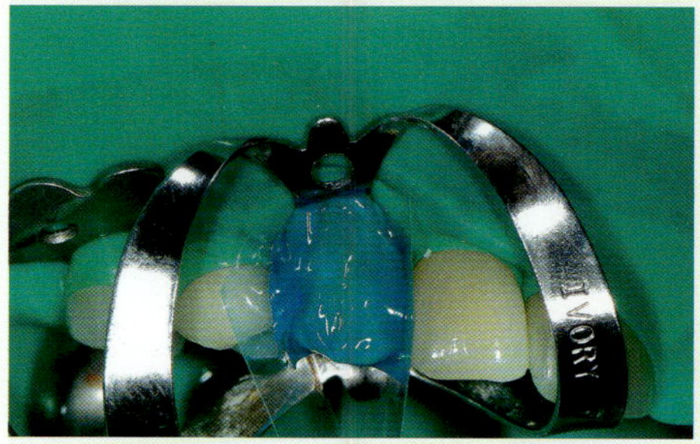

Ätzen mit Phosphorsäure.

Präparationstechnik zervikal, inzisal, approximal, palatinal:

- Buccale Schmelzreduktion
- Fassung der Inzisalkante, falls eine Kronenverlängerung erforderlich ist; in diesen Fällen aber möglichst inzisale Auflage gestalten (Mindeststärke 1,5 mm), evtl. Überkuppelung nach palatinal
- Präparation in Approximalbereiche ausdehnen, Approximalkontakte möglichst nicht auflösen
- Approximal-Ränder in den nicht einsehbaren Bereich legen
- Zervikale Hohlkehle am Rand
- Ausdehnung isogingival bzw. leicht supragingival, abhängig von der Lachlinie der Lippen
- Bei Farbmaskierung ist eine gewisse Schichtstärke auch am Rand erforderlich
- Bei Lückenschluss ausreichend weit nach palatinal präparieren (konvexe Form)
- Sichtbare Präparationsgrenzen legen
- Inzisalen Minimalabstand einhalten.

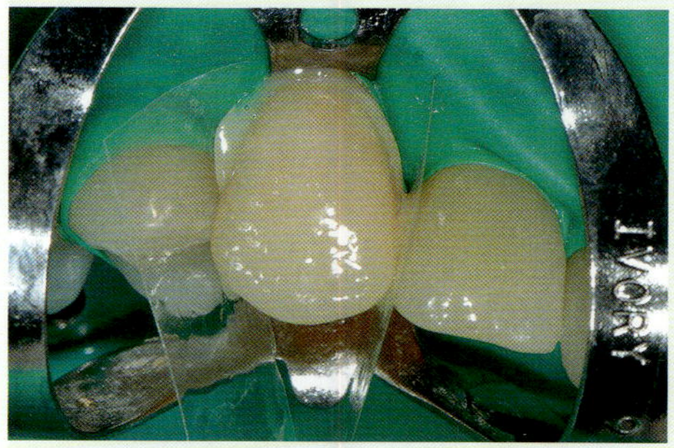

Eingliederung mit Kleberüberschuss.
Alle Fotos: Kunzelmann

Veneers, Frontzahn-Keramikteilkronen

Das Cerec 3D-System ermöglicht die kontralaterale Reproduktion (Zwilling) eines natürlichen Frontzahns zur Fertigung eines formgleichen Veneers für den Nachbarzahn.

Veneers können auch zur Funktionskorrektur von Okkusalflächen und Eckzahnaufbauten eingesetzt werden (siehe Abb. 1, 2).

Reduktionswerte:

- Teil-Veneer (OK Incisivus), inzisales Drittel, mesiales Edge up, Ausdehnung horizontal 4,0 mm, vertikal 3,5 mm, Stufe 0,7 mm, inzisale Reduktion 1,0 mm
- Teil-Veneer zur Rekonstruktion der Eckzahnführung, Ausdehnung horizontal 4,0 mm, Stufe 0,7 mm, inzisale Reduktion 1,0 mm
- Teil-Veneer (UK Incisivus) inzisales Drittel, zirkuläres Edge up, Rand 3,0 mm apikal von der Inzisalkante, Stufe 0,7 mm, inzisale Reduktion 1,0 mm
- Traditionelles Veneer, Erhaltung der approximalen Kontaktpunkte, Ränder als Hohlkehle, Rand 0,5 mm inzisal der SZG. Labiale Reduktion: Zervikales Drittel 0,2 – 0,3 mm, mittleres Drittel 0,5 mm, inzisales Drittel 0,5 – 0,7 mm
- Voll-Veneer mit tiefer Umfassung, mit Entfernung der approximalen Kontaktpunkte, Rand 0,5 mm inzisal der SZG. Inzisale Reduktion 1,5 mm (Zahn 41), 2,0 mm (Zahn 11, 13).

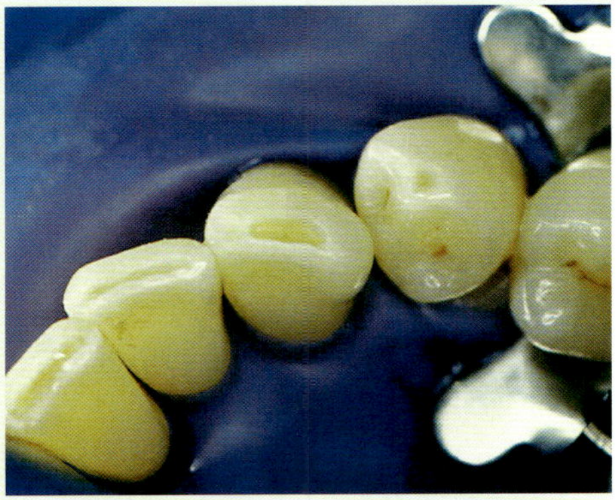

Abb. 1: **Funktionskorrigierendes Veneer: In die Attritionsfläche des unteren Eckzahns wurde im Bereich des freiliegenden Dentinkerns eine kleine, nierenförmige Kavität präpariert, um den Schneidekantenaufbau (Empress) positionsgerecht befestigen zu können.**

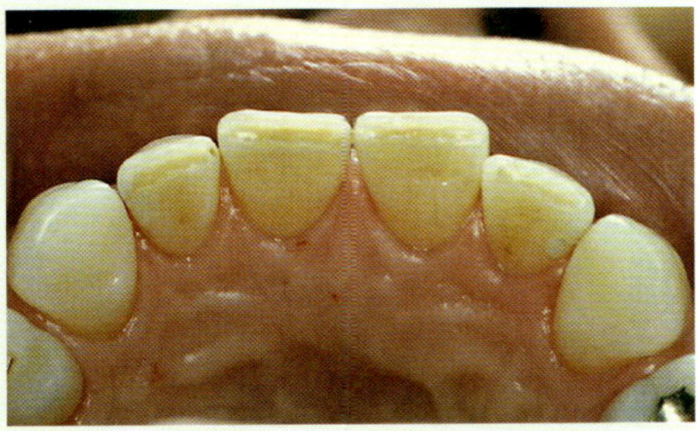

Abb. 2: **Funktionskorrektur und Eckzahnaufbauten mit palatinalen Veneers (Empress) an den Eckzähnen – seit 1992 in situ. Diese Veneers haben die davor üblichen EM-Pinledges abgelöst.**

Fotos: Stachniss

Abformung

- Retraktionsfaden legen
- Bei nicht aufgelöstem Approximalkontakt Matrizenstreifen in den Approximalkontakt schieben (wird in den Abdruck integriert, erleichtert ZT das Separieren der Zähne)
- Gingivaretraktion
- Einsatz von Polyäther oder Additions-Silikon zur Abformung, Retraktionsfaden bleibt in situ
- Bei dünner Restzahnsubstanz sollte nach der Entfernung eine Verstärkungsrille in die Abformung eingeschnitten werden, um den Bruch des Gipszahnmodells zu verhindern
- Gegebenenfalls einen Kunststoffstumpf herstellen.

Bei chairside arbeitenden CAD / CAM-Verfahren (z. B. Cerec) entfällt die konventionelle Abformung. Die Messdaten werden intraoral mit der Triangulationskamera generiert. Das diagnostische Mock-up kann dreidimensional kopiert werden und dient als Formvorlage für das Keramik-Veneer.

Dentinschutz und temporäre Versorgung

- Bevorzugte Variante: Exponiertes Dentin beim Einsetzen adhäsiv vorbehandeln. Alternative Möglichkeit: DBA (Dentin-Bonding-Agent) vor der Abformung applizieren, z. B. bei Hypersensitivitäten etc.
- Bei sehr hohen ästhetischen Ansprüchen: Laborgefertigtes Veneer-Provisorium eingliedern
- Ansonsten: In situ mit Abformung oder Tiefziehschiene (scharf zeichnende Schiene verwenden)
- Option der direkten Modellation hat den Nachteil, dass beim Ausarbeiten der bereits abgeformte Präparationsrand gefährdet ist
- Einsetzen: Anwendung von Punktätzung, Schmelzadhäsiv und dünnfließendem Komposit-Flowable (z. B. Heliobond)
- Überschussentfernung vor dem Aushärten
- Aufklärung des Patienten, Provisorium bzw. präparierten Zahn nur gering belasten.

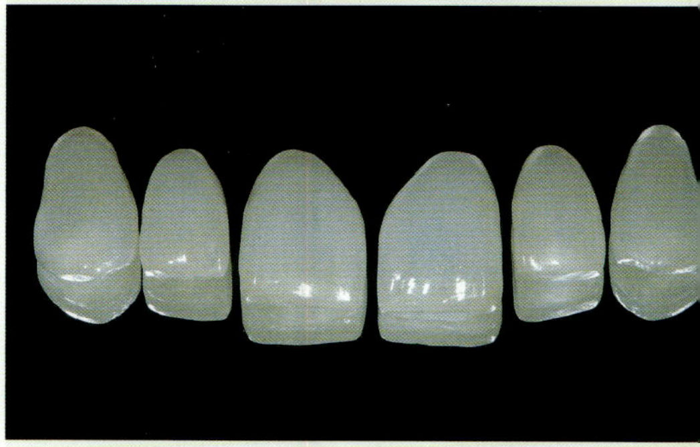

Hauchdünne Laminates (Veneers) aus Aluminiumoxidkeramik von Procera.
Foto: Nobel Biocare

Provisorische Versorgung bei Teilkronen

Bei Teilkronen mit klassischer Retention eugenolfreien, temporären Zement verwenden.

Laborherstellung

- Bei harten Abformmassen besteht beim Entformen die Gefahr, dass Gipszähne abbrechen
- Wenn der Übergang von der Präparationsgrenze von Veneer 1 zum Kontaktpunkt des angrenzenden Veneer 2 zu eng ist, sollte schon der Zahnarzt mit Matrizen (Frasaco-Streifen, Metallmatrizen) für eine Trennung sorgen, sonst kann kein Sägemodell erstellt werden. Besonders bei CAD/CAM-Fertigung muss die Präparationsgrenze deutlich erkennbar sein
- Der Festigkeitsunterschied zwischen Presskeramik und Fräskeramik (CAD/CAM) ist nicht relevant, weil die klinische Haltbarkeit besonders von der Adhäsivtechnik abhängt
- Bei Handschichtung auf feuerfestem Stumpf kann die Dicke des Veneers auf 0,4 mm reduziert werden, mit Platinfolie als Basis bis auf 0,2 mm
- Dickere Schichten ermöglichen mehr Farbmodulation
- Die Wärmeausdehnung der feuerfesten Einbettmasse muss zur Veneer-Keramik passen

Veneers, Frontzahn-Keramikteilkronen

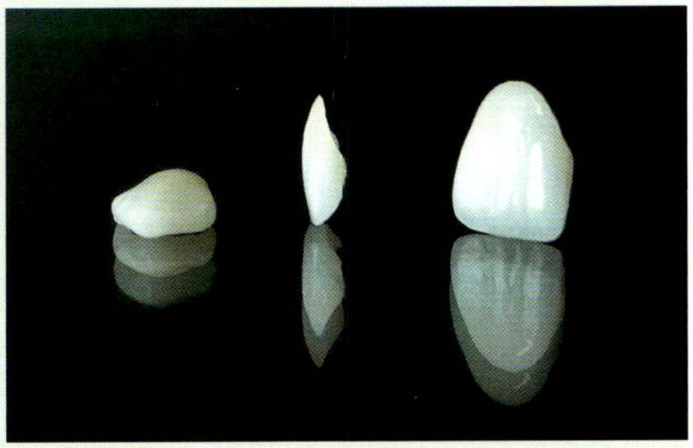

Veneers aus Presskeramik (Empress Esthetic).
Foto: Linne

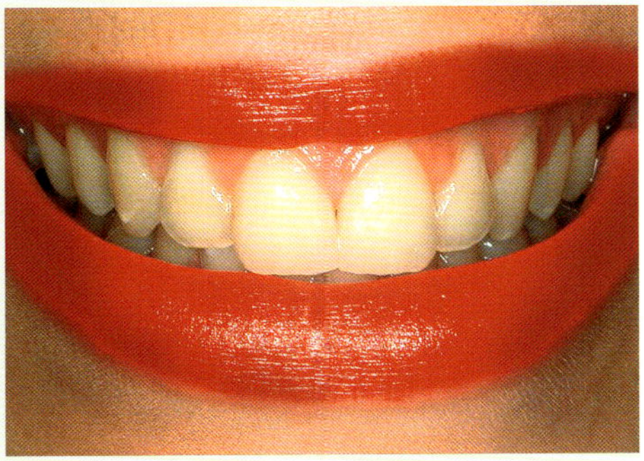

Perfekte Veneers nach dem Eingliedern.
Foto: Baltzer

- Die Schichten setzen sich zusammen aus a) Konnektor, b) Dentinmasse 1, c) Korrekturbrand 1, d) Korrekturbrand 2, e) Glanzbrand
- Zeitplanung: 5 – 7 Arbeitstage für die Herstellung einplanen. Zeitbedarf für ein chairside-gefertigtes CAD / CAM-Veneer 1 – 1,5 Stunden.

Zeitbedarf:

- Modellherstellung 0,5 Tag
- Farbbestimmung parallel
- Schichtungen und Brennen, 4 – 6 Einheiten pro Tag
- Aufpassen und Polieren 0,5 Tage
- Transport und Pufferzeiten bei Wiederholungen.

Eingliedern

- Einprobe und Korrekturoption (vormittags Einprobe, nachmittags Einsetzen, dazwischen Korrektur, Glasur)
- Einprobe: Glyceringel, Farbkontrolle, Approximal- und Randkontrolle.

Vorbehandeln der Keramik:

- Bei mehreren Veneers symmetrisch von der Mitte ausgehen
- Veneer 60 Sek. anätzen mit 5 – 10 %iger Flusssäure (HF)
- Silan auftragen, Lösungsmittel 5 Min. verdunsten lassen, trocken blasen
- Bonding auf Keramikoberfläche auftragen.

Vorbereiten des Zahns:

- Absolute Trockenlegung mit Kofferdam
- Nachbarzahnschutz mit Matrizen, dadurch gehen Kleberreste leichter ab.

Farbeinprobe:

Mit der Wahl der Farbe des Befestigungskomposits kann die resultierende Zahnfarbe des Veneers beeinflusst bzw. bestimmt werden. Mittels eingefärbter Try-in-Pasten (Glyceringel) lassen sich verschiedene Farbalternativen in-vivo austesten.

Veneers, Frontzahn-Keramikteilkronen

Einsetzen des Veneers:

- Entfernen des provisorischen Veneers bzw. des temporären Zements
- Im Bereich der Punktätzung finieren (Feinkorndiamant)
- Befestigungskomposit lichthärtend oder dualhärtend verwenden
- Kleber kann auf das Veneer oder alternativ auf den Zahn aufgebracht werden
- Einsetzen des Veneers mit der Diamantpinzette (zuverlässiger als mit Adhäsivstick)
- Veneer positionieren mit Druck ohne Diamantpinzette (zerkratzt Keramik)
- Pinselhalter mit Fermit auf Veneer drücken und aushärten lassen
- Überschüsse mit Sonde (Heidemann) und Zahnseide entfernen
- Randschlusskontrolle
- Reinigung der Zähne (z. B. mit Occlubrush).

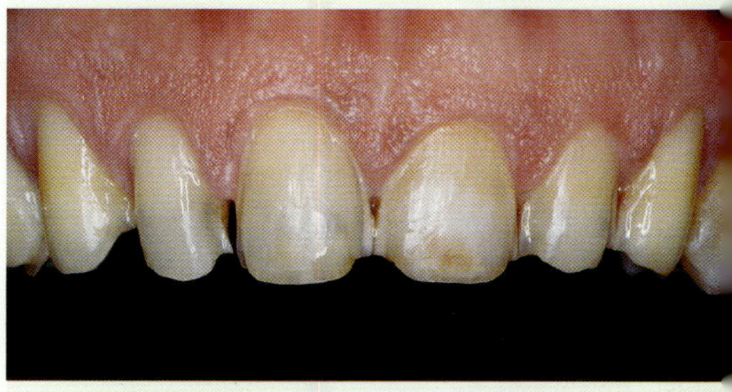

Präparationen für Veneers.

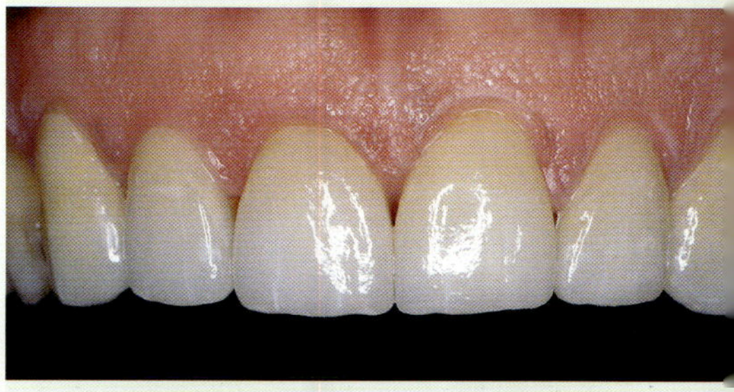

Veneers aus leuzitverstärkter Silikat-Presskeramik.
Fotos: Edelhoff

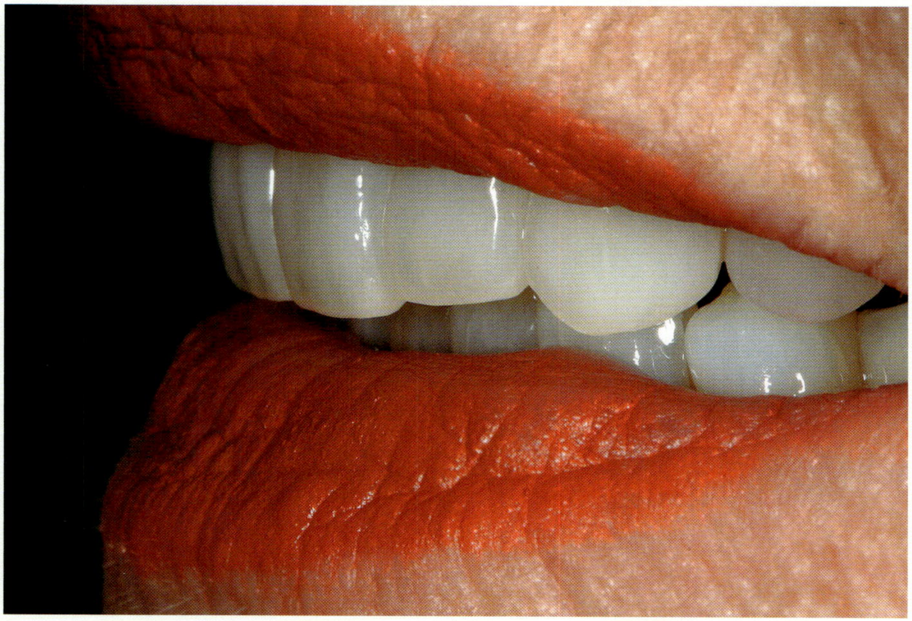

Veneers verfügen über eine hohe Überlebensrate.
Foto: Hirschfeld, Bellmann

Kronen, Brücken, Doppelkronen, Implantate

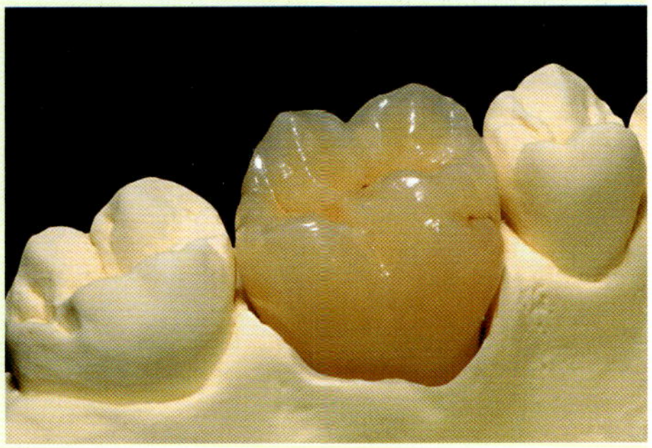

Gerüstfreie, anatomisch gefräste Vollkrone aus Silikatkeramik. Foto: KaVo / Ivoclar-Vivadent

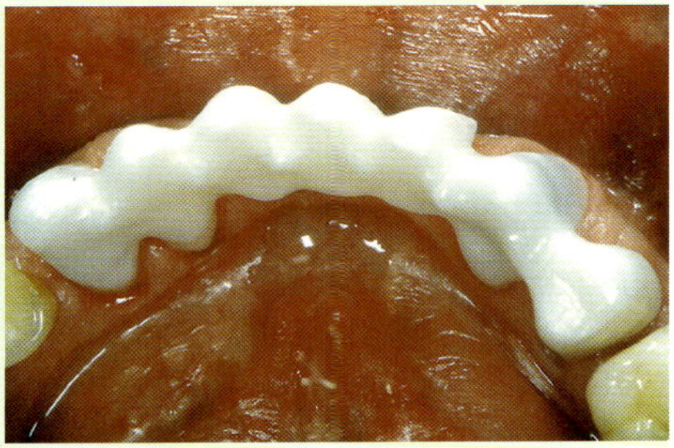

Unverblendetes Brückengerüst aus hochbelastbarer Zirkonoxidkeramik, teilweise Implantat-getragen, bei der Einprobe. Foto: Tinschert

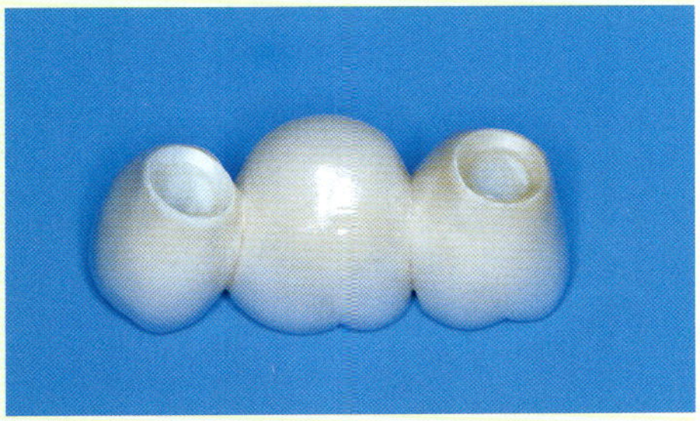

Vollkeramikbrücke für zwei Straumann-Implantate mit Massivabutments. Verdrehschutz konnte frästechnisch dargestellt werden. Foto: Pospiech

Einsatzbereich der Vollkeramik in der Prothetik

- Frontzahn-Kronen
- Seitenzahn-Kronen
- Frontzahn-Brücken
- Seitenzahn-Brücken
- Klebebrücken im Frontzahnbereich („Marylandbrücke")
- Primärkronen für Teleskop-Arbeiten
- Implantatpfosten, Abutment
- Implantat-Brücken.

Vorbereitung durch Aufbaufüllung

Aufbaufüllungen müssen gelegt werden, um einfache Strukturen zu schaffen. Wenn Ecken und Kanten nach der Karies-Exkavation verbleiben, erschweren sie eine gute Passgenauigkeit. Auch die Ästhetik wird durch ungleichmäßige Schichtdicken der Restauration beeinflusst. Starke Schicht-Schwankungen erschweren eine gleichmäßige Lichtführung in der Keramik. Deshalb sind besonders im Frontzahnbereich zahnfarbene Aufbaufüllungen unabdingbar.

Werkstoffe

Die Weiterentwicklung der traditionellen Verblendkeramik hat inzwischen zu einer Fülle moderner Keramikwerkstoffe geführt, die sich hinsichtlich ihrer Eigenschaften stark unterscheiden. Man kann diese Keramiksysteme einteilen in:

- Silikatkeramiken, wie Empress CAD, ProCAD, Cergo, Everest G-Blank, Vitablocs – Lithiumdisilikat-Keramik wie Empress 2, e.max.press, e.max CAD
- Glasinfiltrierte Oxidkeramik wie In-Ceram Spinell, Alumina, Zirconia
- Pressgesinterte Oxidkeramik, wie Procera-Kronenkappen (Al_2O_3 oder ZrO_2) und Procera-Brückengerüste (ZrO_2)
- Teilgesinterte Zirkonoxidkeramik, Y_2O_3 teilstabilisiertes, polykristallines Zirkonoxid für Kronen- und Brückengerüste zur anschließenden Verblendung wie In-Ceram AL, Lava Frame, Cercon base, In-Ceram YZ, Everest ZS-Blank, e.max ZirCAD.
- Dichtgesintertes HIP Zirkonoxid für Kronen- und Brückengerüste zur Verblendung, wie Everest ZH-Blank, DC-Zirkon.

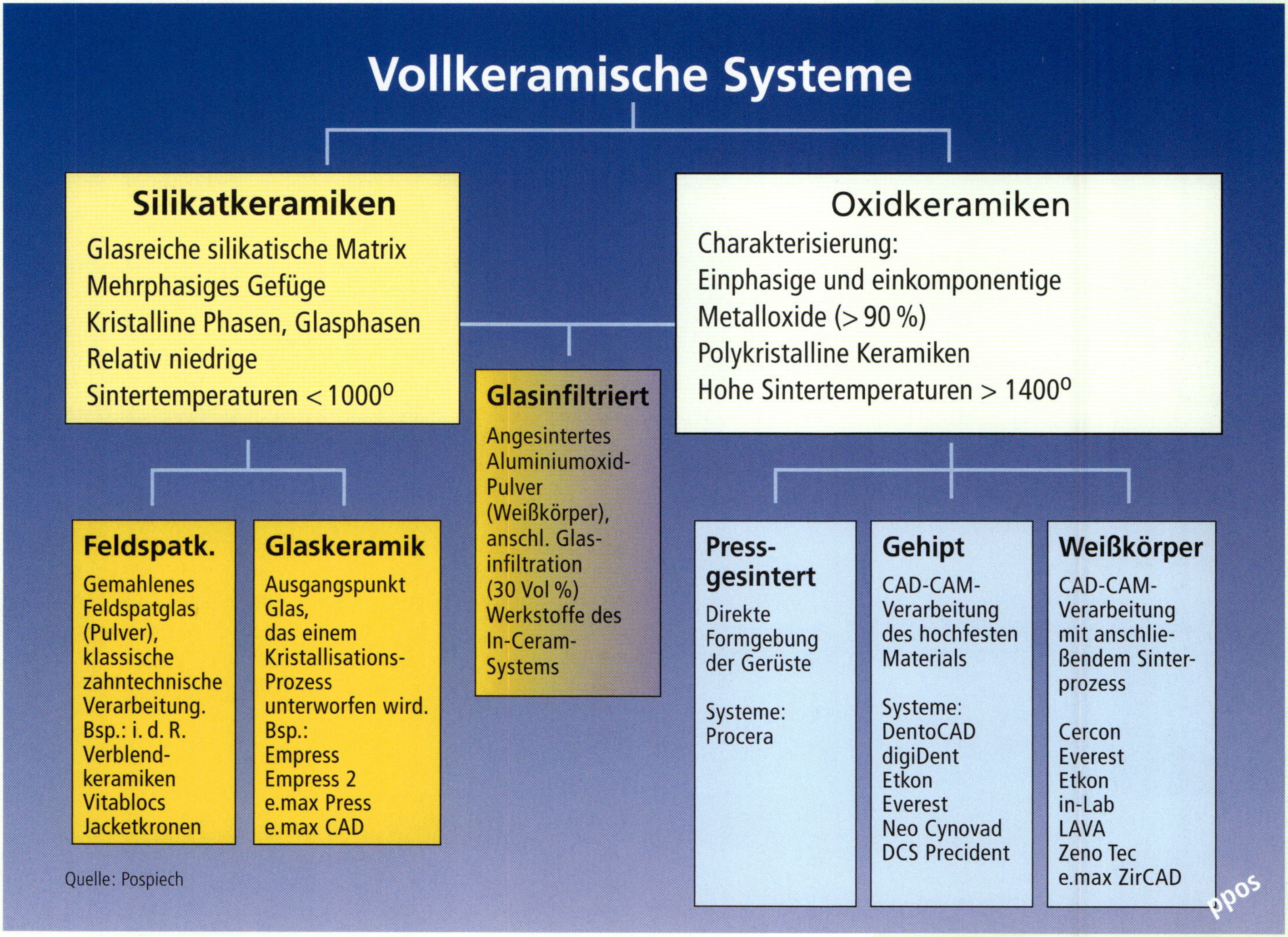

Grundsätzliche Unterscheidungsmerkmale: Silikatkeramiken erfüllen hohe ästhetische Ansprüche – hochfeste Oxidkeramiken sind für Gerüste (Kronen, Brücken) geeignet.

Frontzahnkronen

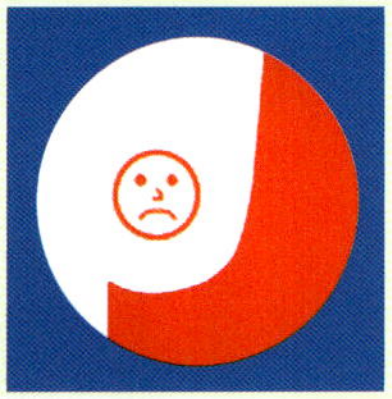

Falsche Hohlkehlpräparation. „Dachrinnen"-Stufen sind kontraindiziert.

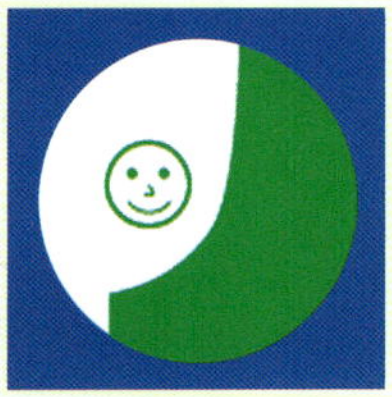

Korrekte Hohlkehlpräparation. Die „Hohlkehle" mit 6 Grad axialer Konvergenz ist das ideale Präparationsdesign für den zirkulären Kronenrand.

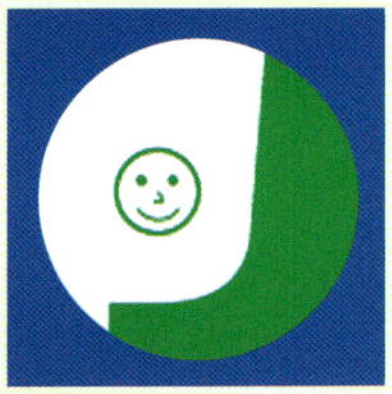

Schulterpräparation: Insbesondere auch für Doppelkronentechnik mit vollkeramischen Primärteilen eignet sich die gerundete Stufe.

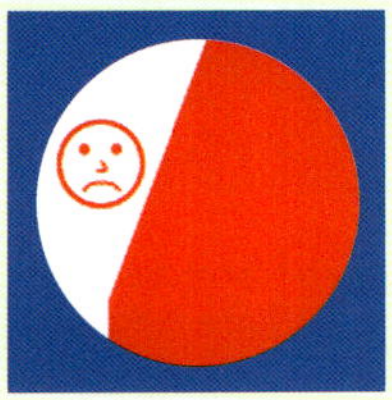

Die Tangential-Präparation ist für alle Vollkronen ungeeignet, da nie die korrekte, anatomische Kontur erzielt werden kann. Für Vollkeramik ist sie ungeeignet, da sie Zugspannungen und Frakturen auslösen kann.
Alle Abb.: VITA Zahnfabrik

Indikation

Bei ausgedehnten Defekten mit Verlust des Zahnschmelzes.

Die Auswahl der Keramik richtet sich nach der Belastung der Krone (Restbezahnung, dynamische Okklusion) und nach den lichtoptischen Eigenschaften des Werkstoffs. Einfluss auf die Auswahl haben aber auch das Design der Stumpfpräparation, das Platzangebot für Wandstärken und Kronenrand sowie die vorgesehene Befestigungstechnik.

Bei der Materialwahl werden auch berücksichtigt:

- Die Art des Stumpfaufbaus
- Indikation und Material des Wurzelstiftes
- Qualität des Dentins (Opazität, Transluzenz, Farbe)
- Farbauswahl: Speziell bei Frontzahnkronen empfiehlt sich die Farbauswahl durch den ausführenden Zahntechniker.

Präparation

Die allgemeinen Grundsätze der Kronenpräparation gelten auch für vollkeramische Kronen. Der größte Umfang des Zahns befindet sich im Bereich der gingivalen Präparationsgrenze. Es muss anatoform präpariert werden, d. h. Form und Stellung des Zahns müssen berücksichtigt werden.

Flächen und Facetten müssen entsprechend ihrer Grundform anguliert werden. Die Wiederherstellung der Anatomie mit gleich bleibender Keramikstärke ist ohne Überkonturierung möglich. Die jeweiligen antagonistischen Flächen sollten senkrecht aufeinander treffen und somit die maximal mögliche Drucklast erreichen. Dadurch werden Zug- und Biegespannungen vermieden. Tangentialpräparationen sind grundsätzlich kontraindiziert.

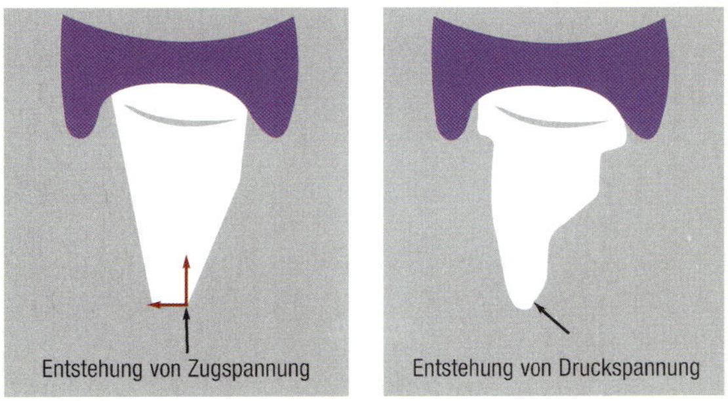

Der antagonistische Kontakt entscheidet auch über die Spannungsentwicklung in der Restauration.
Abb.: Pospiech. Quelle: Vollkeramik-Kompendium, 3M Espe

Je nach ausgewähltem Werkstoff sollte eine gleichmäßige Schulter-, Stufen- oder Hohlkehlpräparation durchgeführt werden.

Eine Stufenpräparation oder die Stufe mit abgerundeter Innenkante sollte bevorzugt genutzt werden für

- Silikat-Keramik wie Feldspatkeramik und Glaskeramik.

Für Keramiken mit erhöhter Biegefestigkeit (über 350 MPa) kann ebenso die Hohlkehlpräparation gewählt werden:

- Lithiumdisilikat-Keramik
- Infiltrierte Oxidkeramiken
- Polykristalline Oxidkeramiken.

Folgende Gerüstwandstärken im Randbereich der Frontzahnkrone sind zu berücksichtigen:

- Silikatkeramik, Lithiumdisilikatkeramik 0,8 – 1,0 mm
- Aluminiumoxid- und Zirkonoxidkeramik 0,5 mm.

Verblendschichtdicke inzisal:

- Max. 1,5 – 2,0 mm, minimale Schichtstärken anstreben.

Randbereich für Vollkeramikkrone mit zirkulärer Hohlkehle oder zirkulär abgerundeter Stufe:

- Supra- oder isogingival, wenn immer möglich
- Ein Konvergenzwinkel 4 – 6° ist angezeigt.

Negativ-Beispiel:

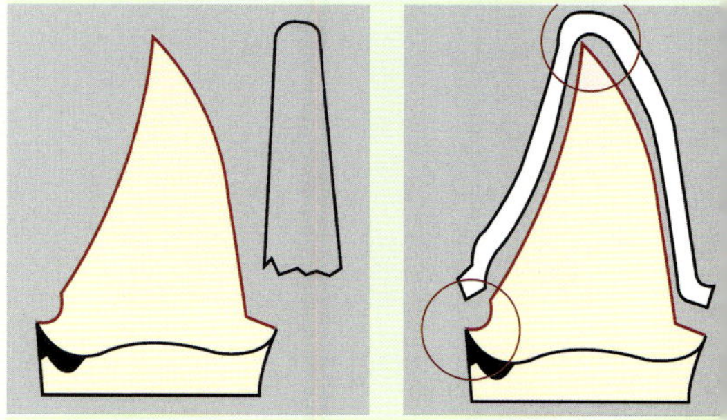

Die Kanten und Übergänge müssen mindestens dem Radius der Schleifkörper in den Fräsmaschinen entsprechen.
Abb.: Pospiech. Quelle: Vollkeramik-Kompendium, 3M Espe

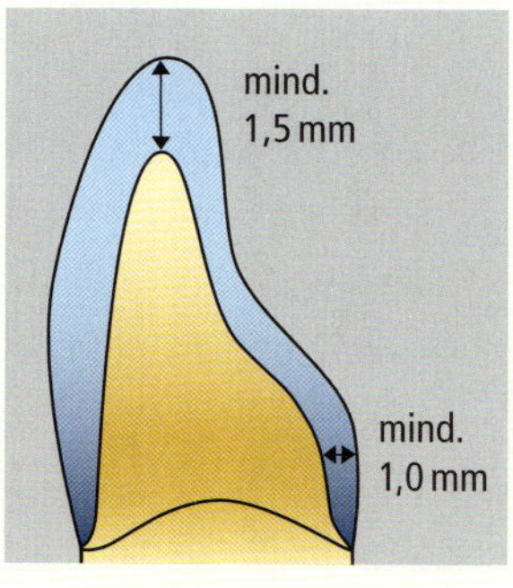

Präparationstiefe für gerüstfreie Silikatkeramikkrone

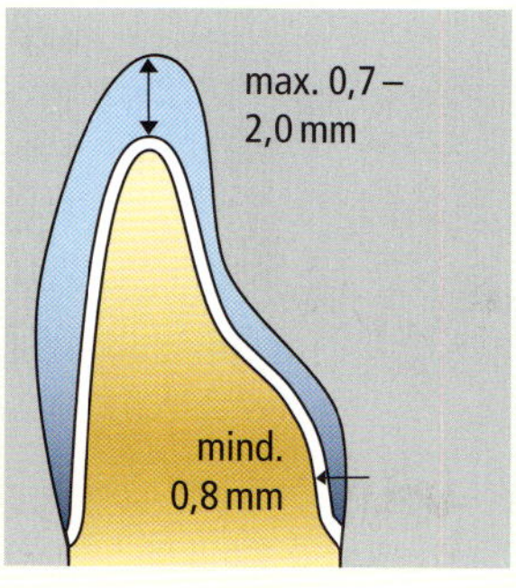

Präparationstiefe für Gerüst aus Lithiumdisilikat-Keramik

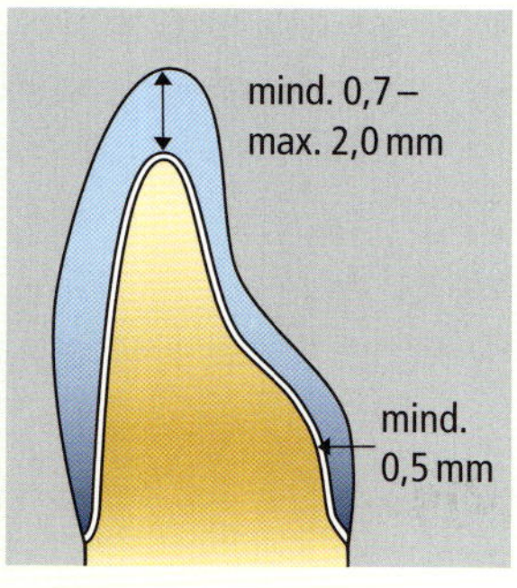

Präparationstiefe für Gerüst aus Oxidkeramik (Al_2O_3, ZrO_2)

Frontzahnkronen

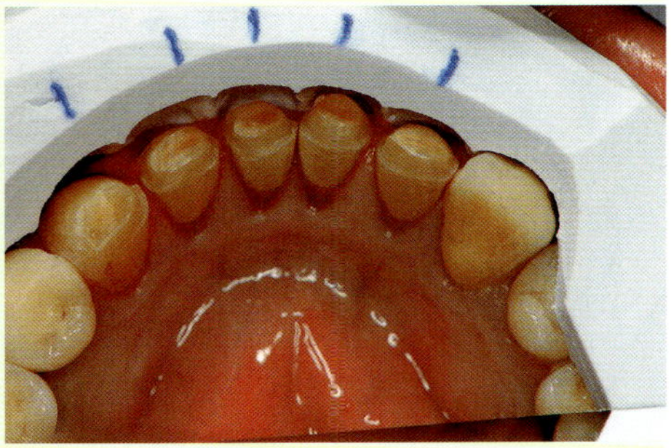

Silikonschlüssel für die Kontrolle der Substanzreduktion.
Foto: Pospiech

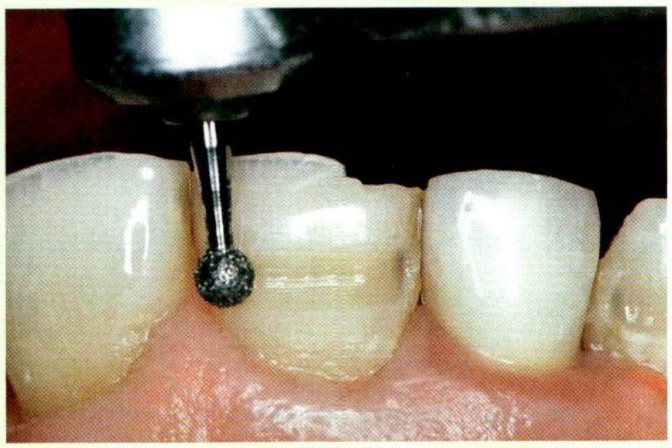

Horizontale Rillen mit definierter Tiefe, die durch den Kugeldurchmesser vorgegeben ist.
Foto: Pospiech

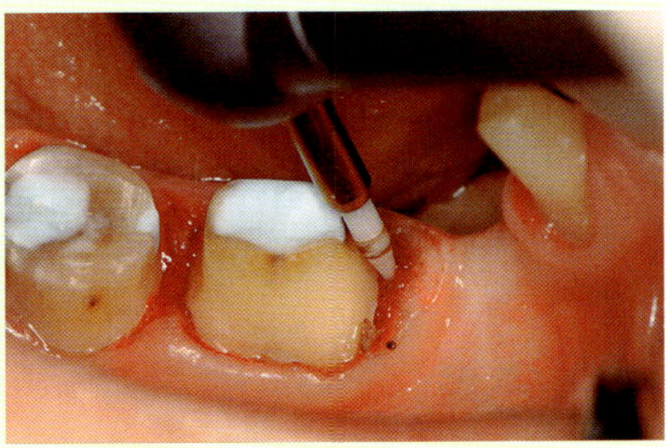

Interne Gingivektomie mit einer Spitze aus Zirkoniumdioxid
Foto: Pospiech

Verarbeitungsabhängige Einzelheiten sollten mit dem Zahntechniker abgestimmt werden. Die Schichtstärke der Verblendkeramik sollte die angegebenen Maximalmaße nicht überschreiten, da sonst Risiken für Frakturen und Abplatzungen entstehen.

Die Konizität der Achsneigung soll 4 – 6° betragen. Damit wird eine ausreichend gute mechanische Verankerung auf dem Zahn erreicht. Die Kronen müssen rotationsfrei in eindeutiger Position auf dem Pfeilerzahn sitzen. Eine nur linienförmige Passung am Kronenrand und Auffüllen des Spalts mit Zement ist nicht akzeptabel (sog. Zylinderhutpassung).

Bei kurzen klinischen Kronen müssen Rillen von 1 mm Breite und mind. 0,5 mm Tiefe angelegt werden, um einen eindeutigen Sitz und Retention zu gewährleisten.

Orientierung bei Substanzreduktion

Ein Silikonschlüssel, vor der Präparation von der Zahnreihe angefertigt, wird horizontal und vertikal aufgeschnitten. Er ermöglicht die Kontrolle der bereits entfernten Schichtstärke im Vergleich zur Ausgangssituation.

Abformtechnik

Grundsätzlich gilt, dass jedes Abformverfahren geeignet ist, mit dem der Zahnarzt gute Erfahrungen gemacht hat. Für optimale Ergebnisse sind additionsvernetzende Silikone oder Polyether mit der Doppelmischtechnik ideal geeignet, da man drucklos abformen kann und diese Werkstoffe hydrophil sind.

Beim chairside arbeitenden CAD/CAM-System (Cerec) entfällt die konventionelle Abformung für eine Krone. Die Messdaten werden mit der Intraoralkamera ermittelt.

Formdaten für die geplante Krone können durch Kopien einer bestehenden Form, aus verschiedenen Zahndatenbanken und durch Spiegeln eines kontralateralen Zahns gewonnen werden.

Gewebe-Management

Es ist nur jene Situation perfekt abzuformen, die man auch sehen und trockenhalten kann. Tief im Sulkus verborgene Präparationsgrenzen oder auf der Höhe des Limbus alveolaris gefährden den Erfolg. Deshalb: Präparationsgrenzen freilegen und relative Trockenlegung gewährleisten.

Retraktionsfäden sind non-invasiv und gut geeignet, subgingivale Präparationsgrenzen darzustellen. Zusatz von Epinephrin, Aluminiumchlorat u. a. wirkt lokal blutungsstillend.

Für das Legen der Fäden hat sich die „V-Technik" bewährt: Faden der Größe 1 einlegen, passgenau abschneiden. Faden der Größe 2 einlegen. Dann Watterollen legen, kleiner Suktor einhängen, Fäden komprimieren. Nach 10 Minuten abformen. Bei geringen Sulkustiefen Retraktionsfaden vor der Abformung entfernen.

Gingivektomie

Überschüssiges oder krankes Gewebe wird mit Skalpell, Elektrotom oder Laser entfernt. Auch eine rotierende Spitze aus Zirkonoxid (Turbine, max. Drehzahl) ohne Wasserkühlung entfernt drucklos Gingivagewebe durch Reibungswärme.

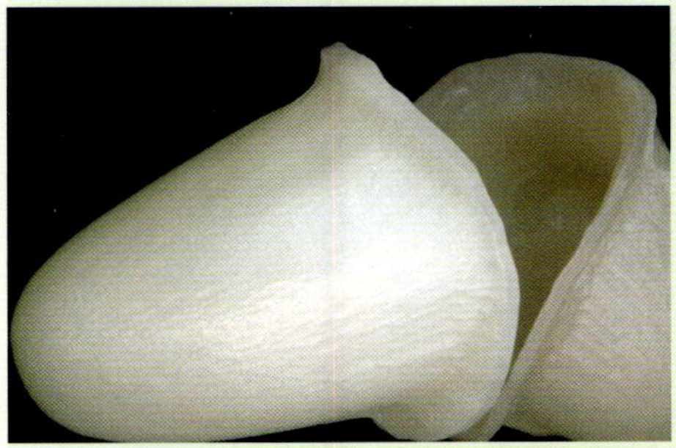

Die Wandstärke von Frontzahn-Kronenkappen aus Zirkonoxid (Lava) kann bis auf 0,5 mm reduziert werden. Dadurch kann Zahnsubstanz geschont oder Raum für mehrschichtige Verblendung gewonnen werden.
Foto: Edelhoff

Provisorische Versorgung

Die temporäre Versorgung kann im Prinzip wie bei allen prothetischen Versorgungen hergestellt werden.

Bei schwierigen Situationen oder hohen Anforderungen an die Interimsästhetik kann auf einem anatomischen Planungsmodell ein Wax-up hergestellt werden. Marginale Randsäume werden geringfügig verstärkt, um etwas Substanz für die Ausarbeitung des Provisoriums zu haben. Das Modell wird dubliert. Darüber wird Polyäthylenfolie (1,0 – 1,5 mm dick) tiefgezogen.

Aufgrund der transparenten Tiefziehfolie können auch lichthärtende Kunststoffe als Provisorienmaterial verwandt werden. Die Folie langsam von okklusal befüllen, um Blasen zu vermeiden.

In der gummielastischen Phase wird die Folie entnommen. Überschüsse mit Schere abschneiden, Folie erneut reponieren. Nach vollständiger Aushärtung Provisorium ausarbeiten und polieren.

Es empfiehlt sich, das Provisorium vor dem Präzisionsabdruck herzustellen, da man dann noch gut kontrollieren und erkennen kann, ob ausreichend Zahnhartsubstanz abgetragen wurde.

Die temporären Kronen werden mit eugenolfreiem, provisorischem Befestigungszement eingesetzt.

Die provisorische Versorgung entfällt, wenn die Frontzahnkrone mittels CAD/CAM-Systems in der Praxis hergestellt und in der gleichen Sitzung eingegliedert wird.

Kriterien bei gerüstbasierten Restaurationen

Die Arbeitsschritte der Gerüstherstellung und die dafür notwendigen Arbeitszeiten sind abhängig vom ausgewählten Werkstoff und dem Fertigungssystem (Pressen, Schlickern, CAD/CAM).

Die Gerüstgestaltung sollte berücksichtigen, dass die Verblendkeramik in einer gleichmäßigen Schichtstärke aufgebracht werden kann. Diese soll aber maximal eine Stärke von 2,0 mm nicht überschreiten, auch nicht inzisal und auf Höckern, da sonst Frakturgefahr für die Verblendung besteht.

Eine Aufbaufüllung kann der Forderung nach optimaler Schichtstärke Rechnung tragen.

Die Nachbearbeitung der Keramik (Beschleifen mit Feinkorndiamanten in Turbine oder Winkelstück) darf nur unter Wasserkühlung geschehen. Dies gilt auch für Korrekturen bei der Gerüstanprobe am Stuhl.

Scharfkantige Instrumente, Instrumente mit geringer Auflagefläche, Diamant-Trennscheiben – all diese sind kontraindiziert, wenn nachträglich Formänderungen vorgenommen werden. Das für den Korrekturfall jeweils größte Instrument ist geeignet, um punktförmige Überhitzungen und Kerben zu vermeiden.

Von der interdentalen Separierung mit der Trennscheibe ist abzuraten. Die Oberfläche von Verblendkeramiken soll nach Korrekturen durch einen nochmaligen Glanzbrand oder eine sorgfältige Politur, z. B. mit Diamantpolierpasten, verbessert werden.

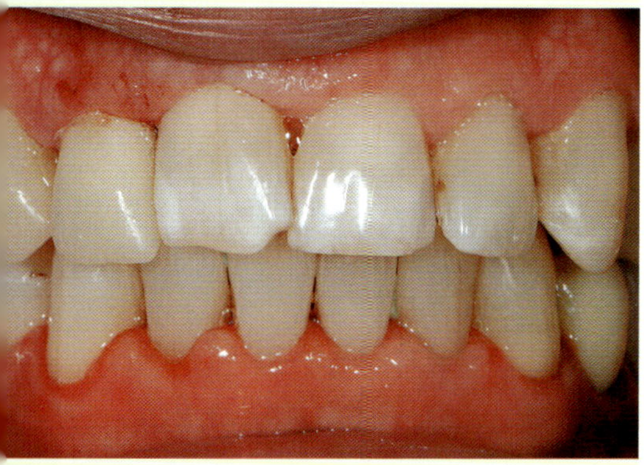

Ausgangssituation für Frontzahnkronen.
Foto: Hirschfeld

Einprobe

Das Kronengerüst soll rotationsfrei auf dem Stumpf sitzen. Zur Prüfung der Passgenauigkeit empfiehlt sich die Kontroll-Eingliederung mit einem dunklen, dünnfließenden Silikon.

Je nach Restaurationsumfang bzw. ästhetischen Ansprüchen empfiehlt sich eine Rohbrandeinprobe. Nach der Einprobe erfolgt der abschließende Glasur- oder Glanzbrand. Der Interdentalbereich sollte danach nicht mehr bearbeitet werden.

Einschleifmaßnahmen chairside sollten nur mit Feinstkorn-Diamantschleifern (Gelbring oder Weißring) erfolgen. Daran schließt sich eine Politur mit diamantimprägnierten Silikonpolierkörpern an.

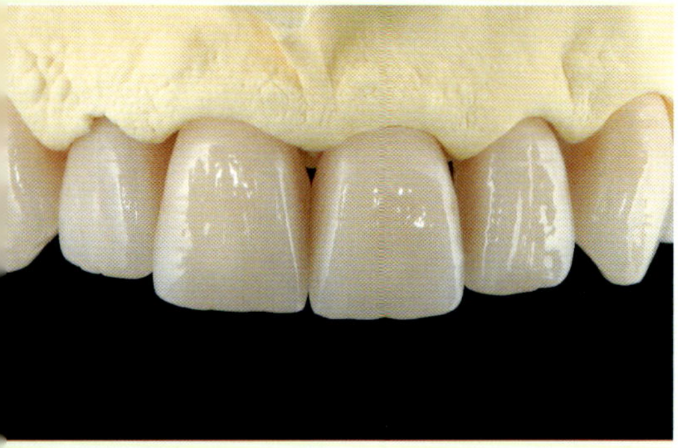

Frontzahnkronen mit ZrO_2-Gerüst, verblendet, auf dem Modell.
Foto: Hirschfeld, Bellmann

Eingliederung

Bei konventionellen Kronen und Brücken aus Metallkeramik wird häufig empfohlen, die Restauration vor dem definitiven Einsetzen „Probetragen" zu lassen. Hinsichtlich der Festigkeit wäre dies zwar bei Gerüsten aus Oxidkeramik denkbar. Die Hersteller von Vollkeramiksystemen empfehlen explizit, auf das Probetragen zu verzichten, da beim Ausgliedern der Restauration, v. a. bei Einzelkronen, ein hohes Risiko vorliegt, die Restauration zu beschädigen.

Lässt es sich in ästhetischen und funktionellen Zweifelsfällen, z. B. im Frontzahnbereich oder bei umfangreichen Quadrantenrestaurationen, nicht vermeiden, die Krone probetragen zu lassen, dann kann dies nur mit Oxidkeramikgerüsten durchgeführt werden (bitte Herstellerangaben beachten). Der Patient ist darauf hinzuweisen, dass die Krone noch nicht endgültig befestigt ist und er sie daher während dieser kurzen Phase – bis zu einer Woche – nicht voll belasten soll. Zur Befestigung kann der gleiche, eugenolfreie temporäre Zement verwendet werden wie er für die Provisorien benutzt wurde. Zur besseren Entfernbarkeit kann ggf. auch noch etwas Vaseline untergemischt werden.

Die Wahl des Befestigungswerkstoffes zur definitiven Eingliederung richtet sich nach dem ausgewählten Keramikwerkstoff. Generell lässt sich dazu sagen:

- Silikat-Keramiken werden durch adhäsives Einsetzen mit Befestigungs-Komposite stabilisiert.
- Vollkeramikrestaurationen aus Lithiumdisilikat und Oxidkeramiken können auch konventionell zementiert (Glasionomerzement, Zinkoxid-Phosphatzement) werden. Je mehr Schmelzanteil noch vorhanden ist, um so sinnvoller ist die adhäsive Befestigung.

In der Literatur wird häufig ein Wert von ca. 350 MPa Biegefestigkeit genannt, der als unterer Grenzwert für konventionelle Befestigung gilt. Dieser Wert ist noch nicht evidenzbasiert und dient nur zur groben Orientierung.

Hinweise zu Befestigungswerkstoffen und Haftmechanismen siehe Kapitel Befestigungstechnik, Seite 51.

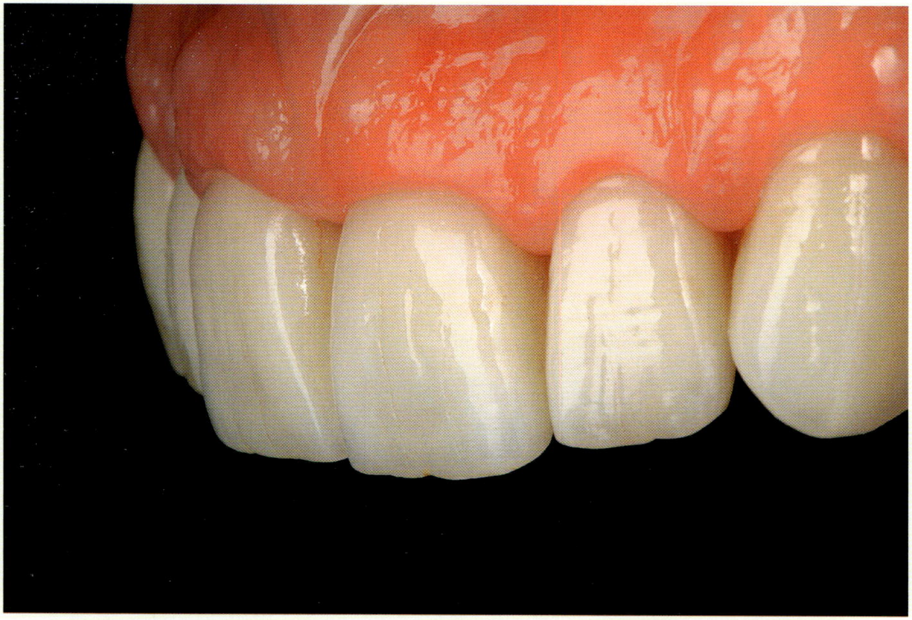

Frontzahnkronen mit Lava-gefertigten Gerüsten in situ.
Foto: Hirschfeld, Bellmann

Seitenzahnkronen

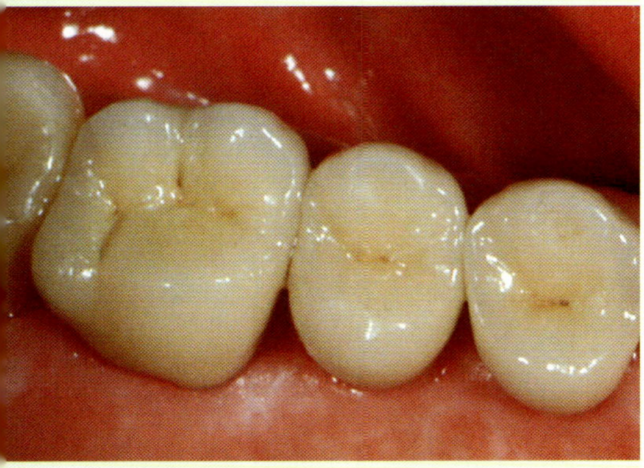

Molarenkronen aus In-Ceram Alumina verblendet.
Foto: VITA Zahnfabrik/Huiss

Indikation

Bei ausgedehnten Defekten mit Verlust des Zahnschmelzes.

Werkstoffe

Für die Einzelzahnkrone sind alle Werkstoffkategorien freigegeben, wobei Silikatkeramik adhäsiv befestigt werden sollte. Lithiumdisilikat kann mit Glasionomerzement befestigt werden.

Infiltrierte oder gesinterte Aluminiumoxid- und Zirkonoxidkeramik sowie Lithiumdisilikatkeramik als Kronengerüst für Molaren können konventionell oder adhäsiv befestigt werden.

Im Zweifelsfall ist gegenüber dem ästhetischen Anspruch die höhere Werkstoff-Festigkeit zu bevorzugen.

Faktoren der Festigkeit

Die Frakturbeständigkeit von Kronen basiert auf mehreren Faktoren. Die Werkstoffauswahl und die Langzeitstabilität der Krone wird beeinflusst von den mechanischen Eigenschaften der Keramik, der Kaudruckbelastung (Restbezahnung, dynamische Okklusion) und ist abhängig von der Stumpfpräparation sowie von der Beschaffenheit des Stumpfaufbaus – evtl. mit Wurzelstift. Sie orientiert sich an der Verfärbung des Stumpfes, an der Dentinqualität (Opazität, Transluzenz) und richtet sich nach dem Platzangebot und berücksichtigt die vorgesehene Befestigungstechnik.

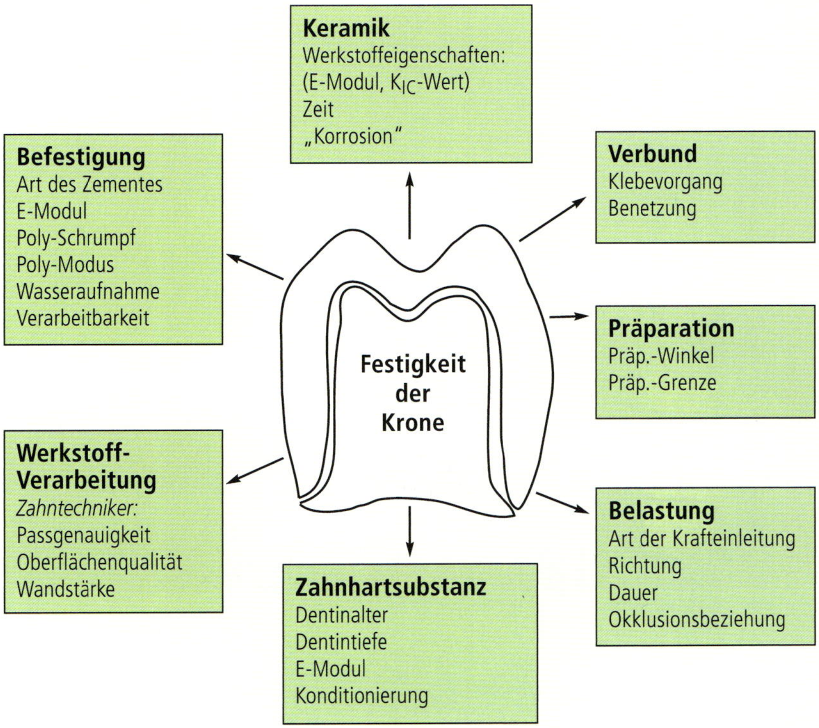

Die Festigkeit wird beeinflusst von der Art der Präparation, der Werkstoffauswahl und von der Befestigung am Restzahn.
Abb.: Pospiech. Quelle: Vollkeramik-Kompendium, 3M Espe

Farbauswahl

Vor Beginn der Präparation festlegen.

Es empfiehlt sich, die Farbauswahl durch den mit der Zahnersatz-Herstellung beauftragten Zahntechniker durchführen zu lassen.

Für besonders hohe Ansprüche hinsichtlich der Ästhetik stehen dem Zahntechniker Stumpfmaterialien zur Verfügung, mit der die Farbe des Dentinkerns simuliert werden kann. Dies ist v. a. bei sehr dünnen, transluzenten Restaurationen hilfreich.

Präparation

Je nach ausgewähltem Werkstoff sollte eine gleichmäßige Schulter-, Stufen- oder Hohlkehlpräparation durchgeführt werden.

Eine Stufenpräparation oder die Stufe mit abgerundeter Innenkante sollte bevorzugt genutzt werden für

- Silikat-Keramik wie Feldspatkeramik und Glaskeramik.

Für Keramiken mit erhöhter Biegefestigkeit (über 350 MPa) kann ebenso die Hohlkehlpräparation gewählt werden:

- Lithiumdisilikat-Keramik
- Infiltrierte Oxidkeramiken
- Polykristalline Oxidkeramiken.

Folgende Mindest-Keramikgerüststärken im Randbereich der Seitenzahnkrone sind zu berücksichtigen:

- Silikatkeramik, Lithiumdisilikatkeramik 0,8 – 1,5 mm
- Oxidkeramik, Zirkonoxidkeramik 0,5 mm.

Schichtdicke okklusal für Verblendung:

- Max. 1,5 – 2,0 mm, minimale Schichtstärken anstreben. Unter Höckern von gerüstfreien Silikatkeramikkronen mind. 2 mm.

Randbereich für Vollkeramikkrone mit zirkulärer Hohlkehle oder zirkulär abgerundeter Schulter:

- Supra- oder isogingival, wenn immer möglich.

Als Präparationsgrenzen werden zirkuläre Hohlkehlen oder Stufen mit gerundeter Innenkante empfohlen. Ein Konvergenzwinkel 4 – 6° ist angezeigt.

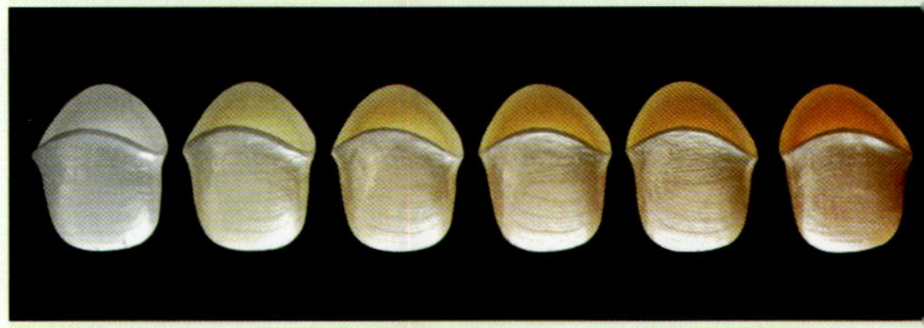

Gerüste aus Zirkonoxidkeramik können dentinähnlich eingefärbt werden.
Foto: VITA Zahnfabrik

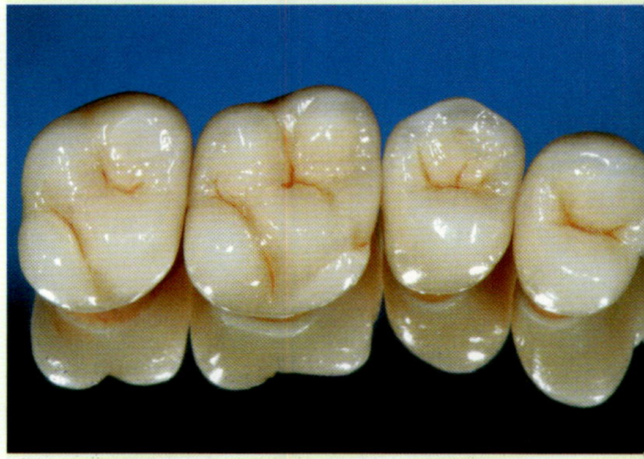

Seitenzahnkronen mit pressgesintertem Aluminiumoxidkeramik-Gerüst, verblendet.
Foto: Procera

Die unterschiedlichen Festigkeiten der Gerüstkeramiken nehmen Einfluss auf die Mindestpräparationstiefe und auf die Wandstärke des Kronenkäppchens. Die hochfeste ZrO_2-Keramik benötigt geringere Wandstärken als ein Käppchen aus Silikatkeramik.

Für die Mindestwandstärken und Präparationsregeln gelten folgende Ausführungen: siehe Abb. 1 – 5.

Eine Reduzierung der Verblendschichtdicke kann für die Wandverstärkung der Kronenkappe genutzt werden, besonders bei Gerüsten aus Al_2O_3- oder Lithiumdisilikat-Keramik.

Verarbeitungsabhängige Einzelheiten sollten mit dem Zahntechniker abgestimmt werden. Die Schichtstärke der Verblendkeramik sollte die angegebenen Maximalmaße nicht überschreiten, da sonst Risiken für Frakturen und Abplatzungen entstehen.

Gewebe-Management, Gingivektomie

Hier gelten die gleichen Bedingungen wie bei Frontzahnkronen (Seite 28).

Abformtechnik

Die Abformtechnik für Vollkeramik bedingt gegenüber anderen Restaurationsformen keine andere Vorgehensweise. Bei Nutzung der chairside arbeitenden CAD/CAM-Technik (Cerec) werden die Messdaten mit der Intraoralkamera ermittelt.

Formdaten für die geplante Krone können durch Kopien einer bestehenden Kaufläche, aus verschiedenen Zahndatenbanken und durch Spiegeln eines kontralateralen Zahns gewonnen werden.

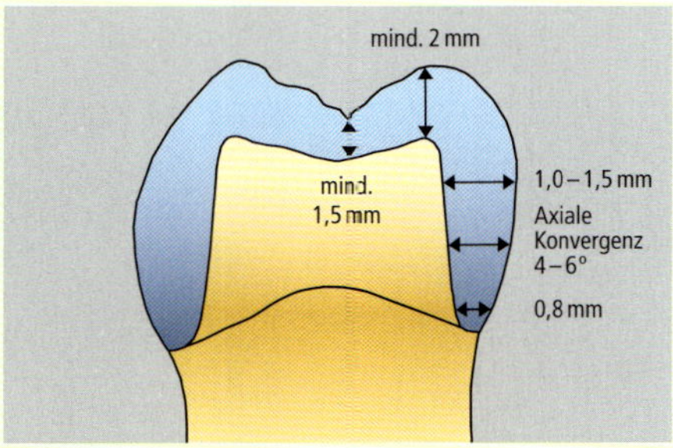

Abb. 1: **Mindestpräparationstiefe für gerüstfreie Kronen aus Silikatkeramik**
Präparationstiefe:
Kronenrand mind. 0,8 mm; Bukkal 1,0 – 1,5 mm; Okklusal 1,5 – 2,0 mm; Axiale Konvergenz 4 – 6°

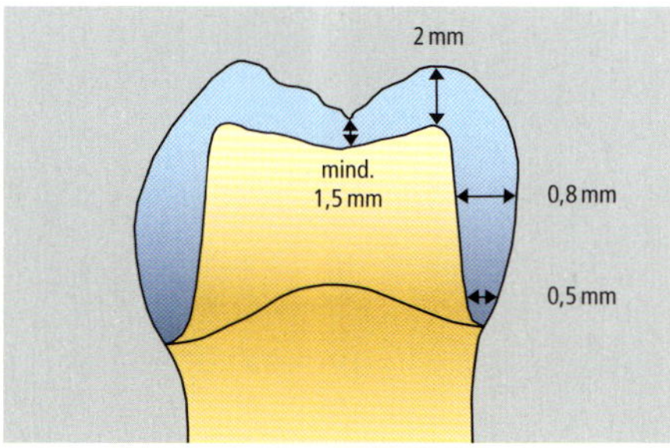

Abb. 2: **Mindestpräparationstiefe für Kronen aus Oxidkeramik (Al_2O_3, ZrO_2)**
Präparationstiefe:
Kronenrand mind. 0,5 mm; Bukkal 0,8 mm; Okklussal 1,5 – 2,0 mm

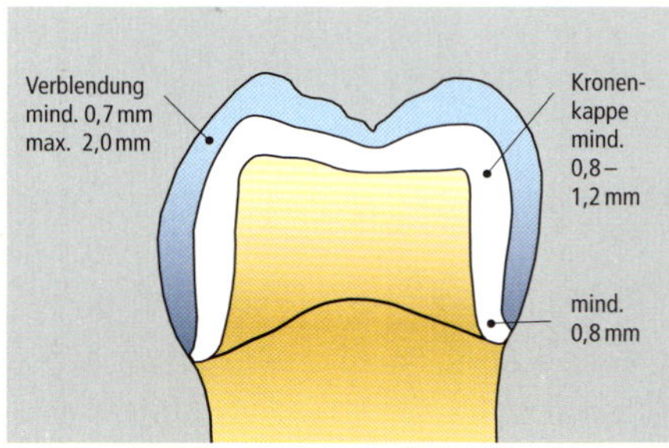

Abb.3: **Wand- und Schichtstärken für Kronenkappen aus Silikatkeramik**
Präparationstiefe:
Kronenrand mind. 0,8 mm; Bukkal mind. 1,7 mm; Kronenkappe Wandstärke 1,0 – 1,2 mm; Verblendung 0,7 – 2,0 mm

Provisorische Versorgung

Hier gelten die gleichen Arbeitsschritte wie bei Frontzahnkronen (Seite 29). Bei der Chairside-CAD/CAM-Krone entfällt das Provisorium.

Gerüstherstellung

Die Arbeitsschritte sind abhängig vom ausgewählten Keramikwerkstoff und dem Fertigungssystem. Es gelten die gleichen Bedingungen wie unter Frontzahnkronen (Seite 29) beschrieben.

Einprobe

Es gelten die gleichen Bedingungen wie unter Frontzahnkronen (Seite 30) beschrieben. Je nach Restaurationsumfang bzw. nach ästhetischem Anspruch empfiehlt sich eine Rohbrandeinprobe.

Eingliederung

Die Eingliederung folgt den gleichen Regeln, wie sie bereits im Zusammenhang mit der Frontzahnkrone ausgeführt wurden (Seite 30).

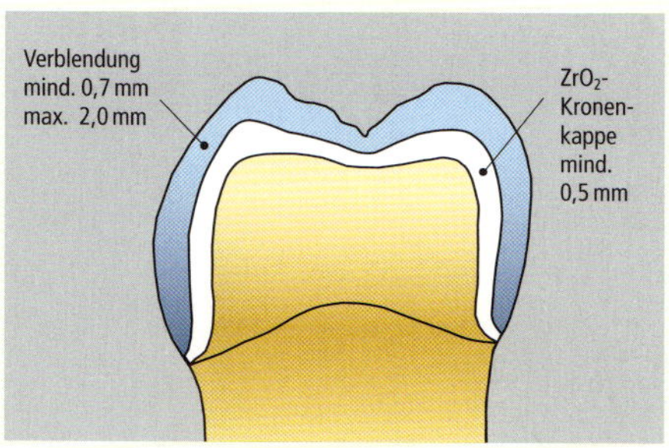

Abb. 4: **Wand- und Schichtstärken für die anatomisch reduzierte Krone aus ZrO_2-Keramik mit Verblendung**
Präparationstiefe:
Kronenrand mind. 0,5 mm; Bukkal 0,5 – 1,2 mm;
Kronenkappe Wandstärke mind. 0,5 mm;
Verblendung 0,7 – 2,0 mm

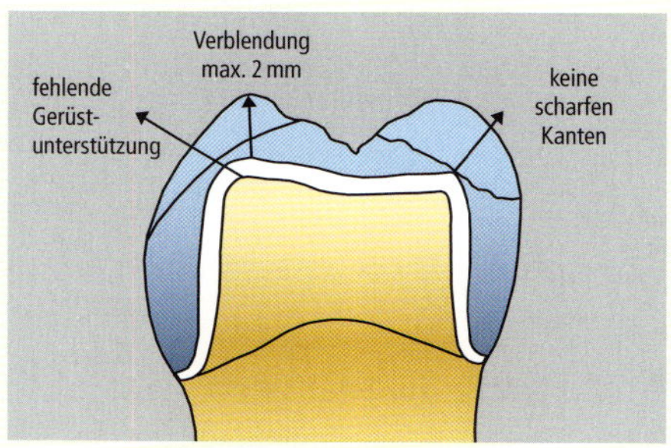

Abb. 5: **Grundprinzipen der Gerüstgestaltung für Kronenkappen**
Das Gerüst aus Oxidkeramik muss die äußere Krone, deren Form aus Verblendkeramik geschichtet wird, unterstützen. Bei fehlender Gerüstunterstützung, z. B. unter Höckern, drohen Spannungen unter Kaudruckbelastung. Die Kronenkappe darf keine scharfen Übergange und Kanten aufweisen. Verblendschicht max 2,0 mm.

Vollkeramik für Brücken

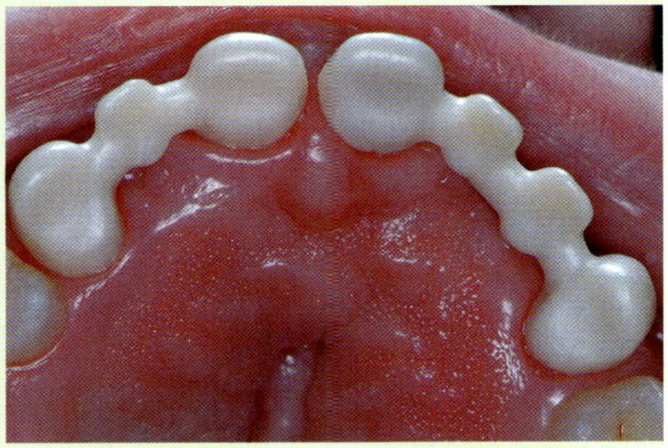

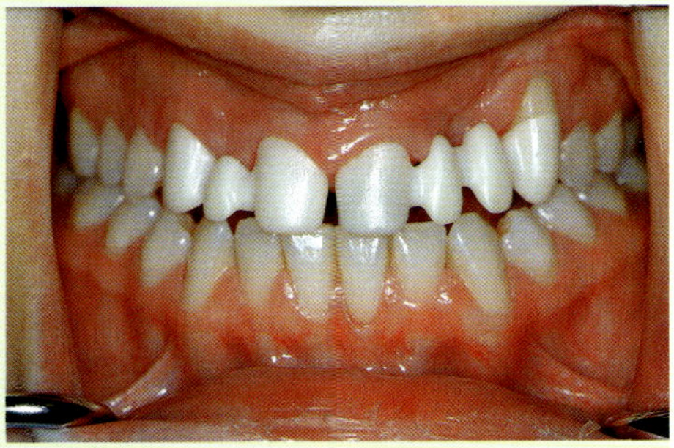

Gerüste für eine drei- und viergliedrige FZ-Brücke. Auch am Zahn 23 mit der großen Rezession endet die Präparation an der Schmelz-Zement-Grenze.
Fotos: Pospiech

Einsatzbereiche:

- Frontzahnbrücken
- Seitenzahnbrücken.

7.3.1 Frontzahnbrücken

Indikation

- Schließen von zahnbegrenzten Lücken
- Freiendbrücken sind zum Ersatz des lateralen Schneidezahnes möglich.

Limitierungen

Es sollen nicht mehr als zwei Zwischenglieder überbrückt werden.

Ausnahme: Bei geringer Spannweite sind im Unterkiefer-Frontzahnbereich auch bis vier Zwischenglieder möglich.

Verbindergestaltung

In jedem Fall ist bei der Konnektor-Verbindung in vertikaler Ausdehnung mehr Volumen zu geben als der horizontalen Ausdehnung. Dadurch wird die Stabilität des Verbinders gesteigert.

Das Silikatkeramikgerüst ist im Konnektorbereich massiver zu gestalten als Oxidkeramik.

Das Platzangebot für den Verbinder ist klinisch über eine PAR-Sonde leicht zu ermitteln.

Moderne CAD/CAM-Systeme zeigen die Verbinderquerschnitte an und warnen bei Unterschreitung der Mindestquerschnittfläche.

Faktoren für die Festigkeit

Die Frakturbeständigkeit von Brücken basiert auf mehreren Faktoren. Die Werkstoffauswahl und die Dauerhaftigkeit der Krone wird beeinflusst von der Kaudruckbelastung (Restbezahnung, dynamische Okklusion), ist abhängig von der Stumpfpräparation, von der Beschaffenheit des Stumpfaufbaus – evtl. mit Wurzelstift, orientiert sich an der Verfärbung des Stumpfes, an der Dentinqualität (Opazität, Transluzenz), richtet sich nach dem Platzangebot und berücksichtigt die vorgesehene Befestigungstechnik und orientiert sich an den mechanischen Werkstoffeigenschaften.

Werkstoffe für Frontzahnbrücken

- Lithiumdisilikatkeramik sowie Infiltrationskeramik sind nur für dreigliedrige Brücken freigegeben
- Lithiumdisilikatkeramik 3gliedrig bis zum 2. Prämolar – wie Empress 2, e.max.press – Befestigung adhäsiv oder konventionell
- Infiltrierte Oxidkeramik als 3gliedriges Brückengerüst – wie In-Ceram Alumina, Zirconia und dichtgesinterte Aluminiumoxidkeramik wie In-Ceram AL – Befestigung adhäsiv oder konventionell
- Gesinterte Aluminiumoxid- und Zirkonoxidkeramik als mehrgliedriges Brückengerüst – wie Sirona inCoris AL / ZI, Procera Zirconia, Cercon Smart, Lava Frame, Everest ZS-Blank und ZH-Blank, In-Ceram YZ, e.max ZirCAD DC-Zirkon – Befestigung adhäsiv oder konventionell
- Teleskop-Brücken herausnehmbar: Zirkonoxid für Primärteile und Kronengerüst
- Empfehlung: Im Zweifelsfall ist der Werkstoff-Festigkeit der Vorzug gegenüber dem ästhetischen Anspruch zu geben.

Farbauswahl

Vor Beginn der Präparation festlegen. Es empfiehlt sich, die Farbauswahl durch den mit der Zahnersatz-Herstellung beauftragten Zahntechniker durchführen zu lassen.

Präparation

Für die Präparation der Frontzahnbrückenpfeiler gelten auch die Empfehlungen wie für FZ-Kronen (siehe Seite 27):

- Gerüst aus Lithiumdisilikatkeramik:
  Abtrag am Kronenrand mind. 0,8 mm
  Bukkaler Abtrag 1,0 – 1,5 mm
  Inzisaler Abtrag 1,5 – 2,0 mm
- Gerüst aus Oxidkeramik (Al_2O_3, ZrO_2):
  Abtrag am Kronenrand mind. 0,5 mm
  Bukkaler Abtrag 0,7 – 1,2 mm
  Inzisaler Abtrag 0,7 – 2,0 mm
- Horizontaler Winkel von > 5° für CAD/CAM-Scanner
- Kronenrand: Hohlkehle oder Stufe mit abgerundeter Schulter
- Präparationsgrenze 0,5 mm supragingival oder höher, um Gingiva zu schützen
- Linienwinkel abgerundet, keine scharfen Kanten, Unterschneidungen vermeiden
- Ansonsten gelten die Präparationsregeln, wie unter Frontzahnkronen.

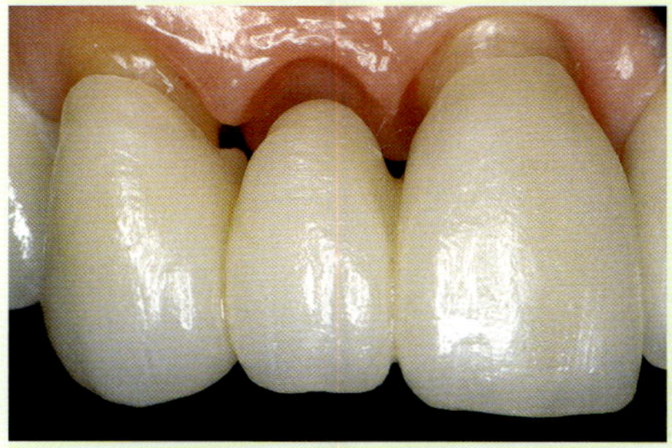

Frontzahnbrücke aus Lithiumdisilikatkeramik (Empress 2) und Ovate Pontics.

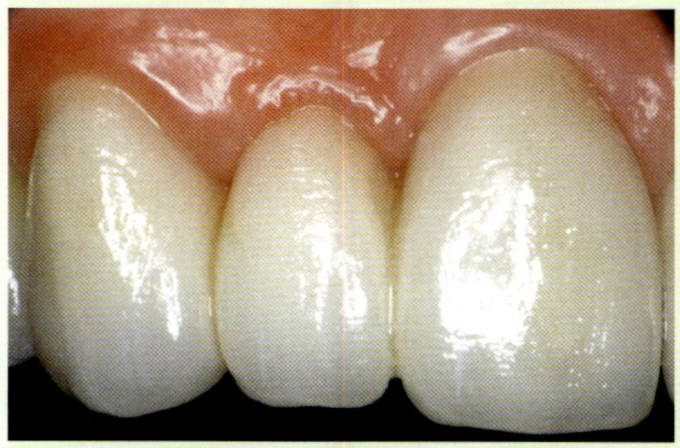

Lithiumdisilikat-Brücke, 4 Jahre in situ.
Fotos: Edelhoff

Abformtechnik

Die Abformtechnik für Vollkeramik bedingt gegenüber anderen Restaurationsformen keine andere Vorgehensweise.

Provisorische Versorgung

Hier gelten die gleichen Arbeitsschritte wie bei Frontzahnkronen (Seite 29).

Gerüstherstellung für Brücken

Die Arbeitsschritte sind abhängig vom ausgewählten Keramikwerkstoff und dem Fertigungssystem. Die Verbinderflächen zu den Brückengliedern dürfen folgende Flächen nicht unterschreiten:

- Bei Lithiumdisilikatkeramik 12 mm^2
- Bei Oxidkeramik infiltriert 10 – 12 mm^2
- Bei gesinterter Aluminiumoxid- und Zirkonoxidkeramik 9 mm^2.

Für die Mindestwandstärken der Kronenkappen sind die Werte, wie auf Seite 33 genannt, zu wählen.

Die Schichtstärke der Verblendkeramik sollte gleichmäßig sein und 2,0 mm nicht übersteigen.

Einprobe

Es gelten die gleichen Bedingungen wie unter Frontzahnkronen (Seite 30) beschrieben. Je nach Restaurationsumfang bzw. nach ästhetischem Anspruch empfiehlt sich eine Rohbrandeinprobe.

Eingliederung

Die Eingliederung folgt den gleichen Regeln, wie sie bereits im Zusammenhang mit der Frontzahnkrone Seite 30 ausgeführt wurden.

Seitenzahnbrücken

Indikation

- Schließen von zahnbegrenzten Lücken im Seitenzahngebiet
- Freiendbrücken sind zum Ersatz eines Prämolaren geeignet.

Limitierung

Es sollen nicht mehr als zwei Zwischenglieder überbrückt werden.

Leuzitverstärkte Silikatkeramik unter 350 MPa Biegefestigkeit (Empress 1) ist nur für die Frontzahnbrücke geeignet.

Lithiumdisilikatkeramik (bis 350 MPa Festigkeit) ist für Brücken bis zum 2. Prämolar geeignet (Empress 2, e.max Press).

Verbindergestaltung

In jedem Fall ist bei der Konnektor-Verbindung in vertikaler Ausdehnung mehr Volumen zu geben als der horizontalen Ausdehnung. Dadurch wird die Stabilität des Verbinders gesteigert.

Silikatkeramik ist im Konnektorbereich massiver zu gestalten (16 mm^2) als Oxidkeramik.

Das Platzangebot für den Verbinder ist klinisch über eine PAR-Sonde leicht zu ermitteln.

Faktoren für die Festigkeit

Die Auswahl des Werkstoffs richtet sich nach der Lokalisation im Gebiss. Aufgrund der hohen Kaudruckbelastung im Seitenzahnbereich sollte die Biegefestigkeit der Gerüstkeramik über 350 MPa liegen (Oxidkeramik).

Werkstoffe für Seitenzahnbrücken

- Lithiumdisilikatkeramik ist nur für Brücken bis zum 2. Prämolar zugelassen und nicht für Brücken im Molarengebiet geeignet (Empress 2, e.max Press)
- Infiltrierte Oxidkeramiken sind nur für dreigliedrige Brücken freigegeben, z. B. In-Ceram Zirconia – zur adhäsiven oder konventionellen Befestigung
- Gesinterte Aluminiumoxid- und Zirkonoxidkeramik als mehrgliedriges Brückengerüst bis 45 mm anatomische Breite – wie Sirona inCoris AL / ZI, Procera Zirconia, Cercon Smart, Lava Frame, In-Ceram YZ, Everest ZS-Blank und ZH-Blank, e.max ZirCAD, DC-Zirkon. Befestigung adhäsiv oder konventionell
- Teleskop-Brücken herausnehmbar: Zirkonoxid sowie Aluminiumoxid für Primärteile (Sekundärteil Galvano) und Kronengerüst geeignet.

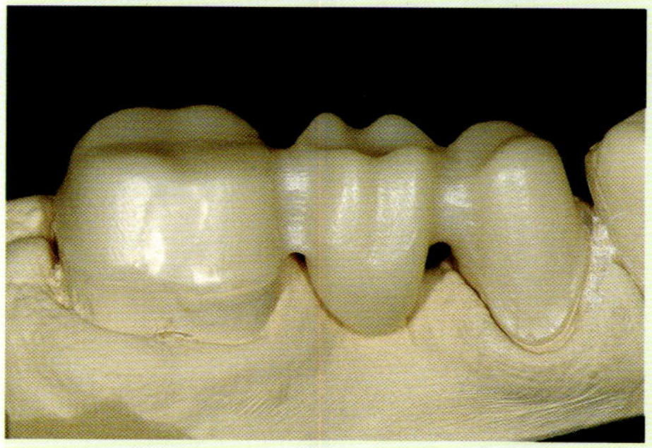

ZrO_2-Brückengerüst (Lava) für verengte Lücke regio 46. Zähne 45 und 47 mit Hohlkehle, Konnektorquerschnitt 12 mm.
Foto: Lauer, Bauer

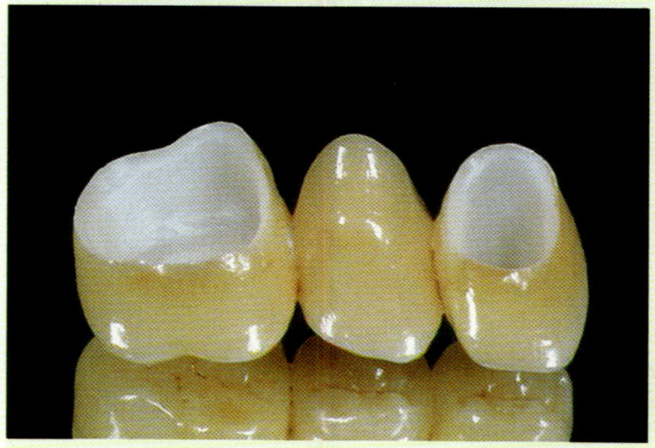

3gliedrige Brücke aus leuzitverstärkter Silikatkeramik, ein ästhetisches Vorbild.
Foto: Ivoclar Vivadent, Brix

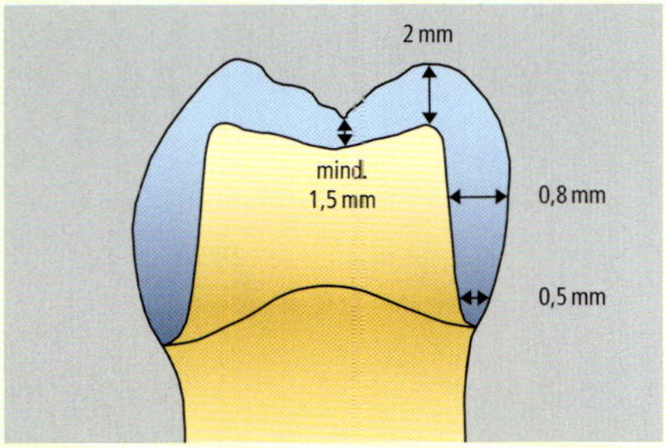

Abb. 1: **Mindestpräparationstiefe für Kronen aus Oxidkeramik (Al_2O_3, ZrO_2)**

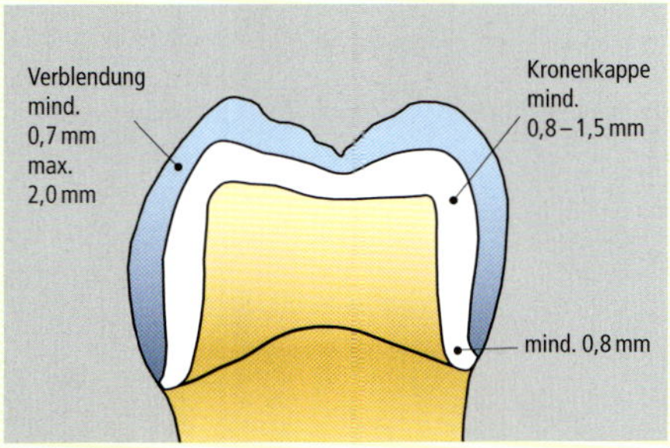

Abb. 2: **Wand- und Schichtstärken für Kronenkappen aus Lithiumdisilikatkeramik**

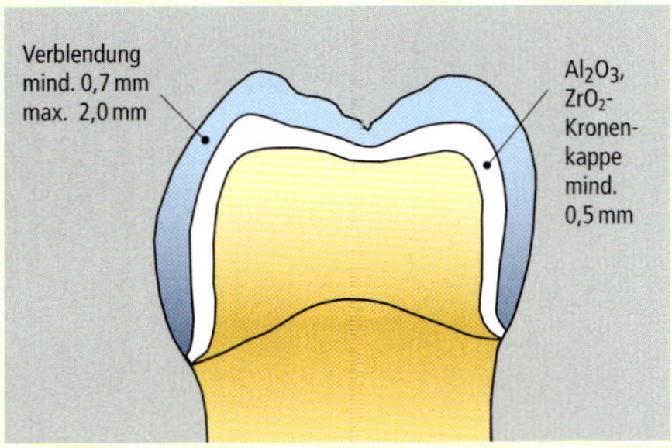

Abb. 3: **Wand- und Schichtstärken für die anatomisch reduzierte Krone aus Al_2O_3- und ZrO_2-Keramik**

Farbauswahl

Vor Beginn der Präparation festlegen. Es empfiehlt sich, die Farbauswahl durch cen mit der Zahnersatz-Herstellung beauftragten Zahntechniker durchführen zu lassen.

Präparation für Seitenzahn-Brückenpfeiler

Je nach ausgewähltem Werkstoff sollte eine gleichmäßige Schulter-, Stufen- oder Hohlkehlpräparation durchgeführt werden. Für Gerüste aus Lithiumdisilikatkeramik sollte eine Stufenpräparation oder die Stufe mit abgerundeter Innenkante bevorzugt werden. Ein Konvergenzwinkel 4 – 6° ist angezeigt.

Folgende Mindest-Keramikgerüststärken im Randbereich der Brückenpfeiler sind zu berücksichtigen (siehe Abb. 1 – 3):

- Lithiumdisilikatkeramik mind. 0,8 – 1,5 mm
- Oxidkeramik, Zirkonoxidkeramik mind. 0,5 mm.

Schichtdicke für Verblendung okklusal:

- Max. 1,5 – 2,0 mm, minimale Schichtstärken anstreben. Unter Höckern von gerüstfreien Silikatkeramikkronen mind. 2 mm Schichtstärke.

Positionierung des Randbereichs mit zirkulärer Hohlkehle oder zirkulär abgerundeter Schulter:

- Supra- oder isogingival, wenn immer möglich.

Für die Mindestwandstärken und Präparationsregeln gelten folgende Ausführungen:

Mindestpräparationstiefe an Pfeilerzähnen für Gerüste aus Oxidkeramik (Al_2O_3, ZrO_2).

- Präparationstiefe:
  Kronenrand mind. 0,5 mm
  Axialer Abtrag 1,0 – 1,2 mm, je nach erwarteter Belastung für ZrO_2-Keramik,
  1,2 – 1,5 mm für infiltrierte Oxidkeramik
  Okklusal 1,5 – 2,0 mm
- Stumpfkonizität 4 – 6° zum Einlesen der Masterform in den Scanner

- Kronenrand: Hohlkehle oder Stufe mit abgerundeter Schulter (Tangential ist kontraindiziert)
- Präparationsgrenze 0,5 mm supragingival oder höher, um Gingiva zu schützen
- Linienwinkel abgerundet, keine scharfen Kanten, Unterschneidungen vermeiden.

Eine Reduzierung der Verblendschichtdicke kann für die Wandverstärkung der Pfeilerkappe genutzt werden.

Verarbeitungsabhängige Einzelheiten sollten mit dem Zahntechniker abgestimmt werden. Die Schichtstärke der Verblendkeramik sollte die angegebenen Maximalmaße nicht überschreiten, da sonst Risiken für Frakturen und Abplatzungen entstehen.

Abformtechnik

Die Abformtechnik für Vollkeramik bedingt gegenüber anderen Restaurationsformen keine andere Vorgehensweise.

Provisorische Versorgung

Hier gelten die gleichen Arbeitsschritte wie bei Frontzahnkronen (Seite 29).

Gerüstherstellung für Brücken

Die Arbeitsschritte sind abhängig vom ausgewählten Keramikwerkstoff und dem Fertigungssystem. Die Verbinderflächen zu den Brückengliedern dürfen folgende Flächen nicht unterschreiten:

- Bei Lithiumdisilikatkeramik (nur Prämolar) 16 mm^2
- Bei Oxidkeramik infiltriert 12 mm^2
- Bei Zirkonoxidkeramik 9 mm^2.

Die Mindestwandstärken der Kronenkappen sind:

- Lihiumdisilikatkeramik 0,8 mm
- Oxidkeramik infiltriert 0,5 mm
- Gesinterte Aluminiumoxid- und Zirkonoxidkeramik 0,5 mm

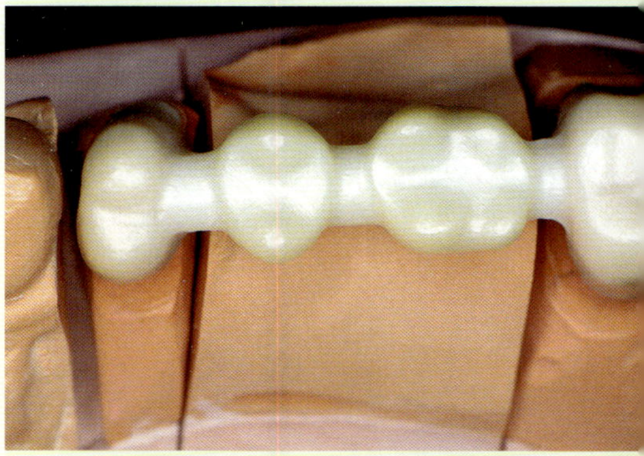

Brückengerüst für 4gliedrige Brücke aus ZrO_2 (Lava).

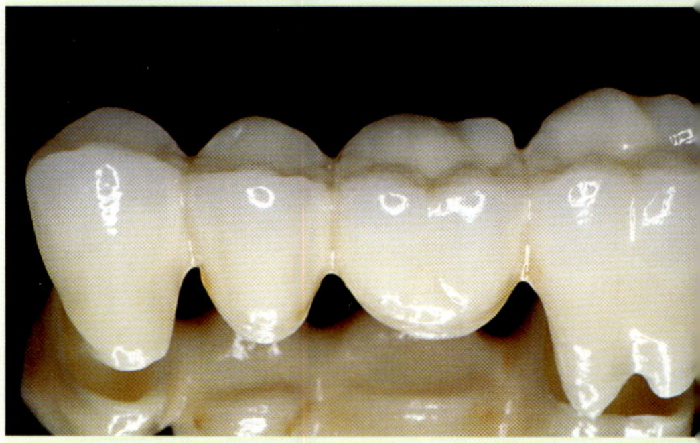

4gliedrige Brücke mit Zirkonoxidkeramik-Gerüst, verblendet, mit gut ausgebildeten Konnektoren.

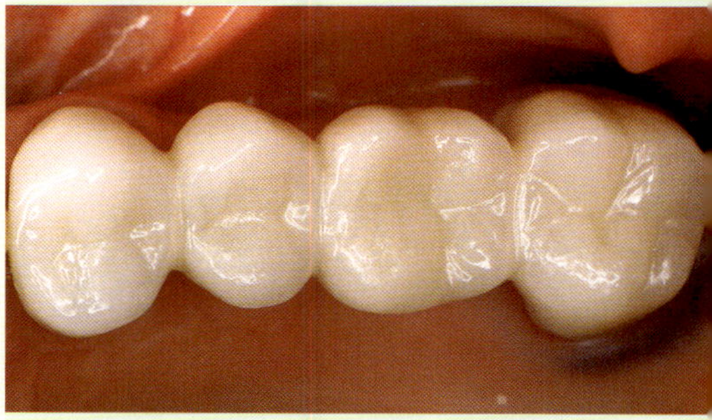

4gliedrige Brücke, seit 4 Jahren in situ.

Fotos: Groten

Seitenzahnbrücken

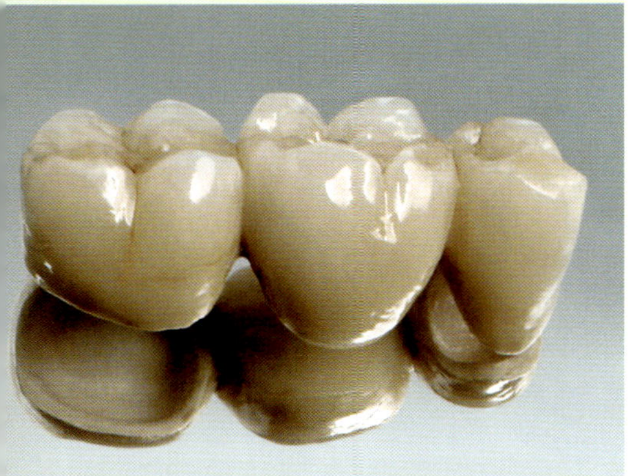

3gliedrige Brücke aus In-Ceram Zirconia. Glasinfiltrierte Oxidkeramik ist für Spannen bis zu 3 Gliedern geeignet.
Foto: VITA Zahnfabrik

- Mindest-Gerüstwandstärke bei 4gliedrigen Brücken aus gesintertem Al_2O_3, ZrO_2: Mit 2 Zwischengliedern mind. 0,7 mm, bei Freiendbrücken mind. 0,7 mm
- Die Schichtstärke der Verblendkeramik sollte gleichmäßig sein und 2,0 mm nicht übersteigen.

Ansonsten gelten die gleichen Bedingungen wie unter Frontzahnbrücken (Seite 38) beschrieben.

Einprobe

Es gelten die gleichen Bedingungen wie unter Frontzahnkronen (Seite 39) beschrieben. Je nach Restaurationsumfang bzw. nach ästhetischem Anspruch empfiehlt sich eine Rohbrandeinprobe.

Eingliederung

Die Eingliederung folgt den gleichen Regeln, wie sie bereits im Zusammenhang mit der Frontzahnkrone (Seite 39) ausgeführt wurden.

Korrekturen

Schleifende Korrekturen dürfen generell nur mit Wasserkühlung durchgeführt werden, um partielle Überhitzungen zu vermeiden. Diese können die Haltbarkeit der Restauration herabsetzen. Empfehlenswert sind spezielle Diamantschleifer für Zirkonoxid.

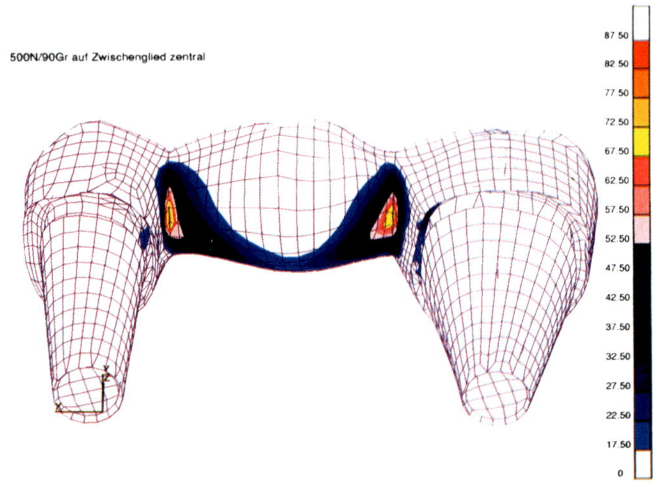

Brückenglieder brauchen ausreichende Verbinderflächen in senkrecher Ovalform, da sich hier die Zug- und Biegespannungen konzentrieren.
Abb.: Pospiech

Vollkeramik für Doppelkronen

Indikation

Alle Indikationen, die auch für die klassische Doppelkronentechnik gelten.

Werkstoffe für Primärteil und Sekundärteil

- Primärteil aus polykristalliner Oxidkeramik (Aluminium- oder Zirkonoxidkeramik teilgesintert oder Lithiumdisilikatkeramik)
- Sekundärteil aus Galvanogold.

Farbwahl

Üblicherweise sind die Oxidkeramik-Rohlinge weiß opak. Manche hochfeste Zirkonoxidkeramiken können jedoch eingefärbt werden (z. B. Lava Frame, In-Ceram YZ); dadurch wird eine Anpassung an die Restaurationsfarbe der Krone bzw. Brücke im Schulterbereich der Gingiva ermöglicht. Lithiumdisilikatkeramik berücksichtigt die individuelle Zahnfarbe.

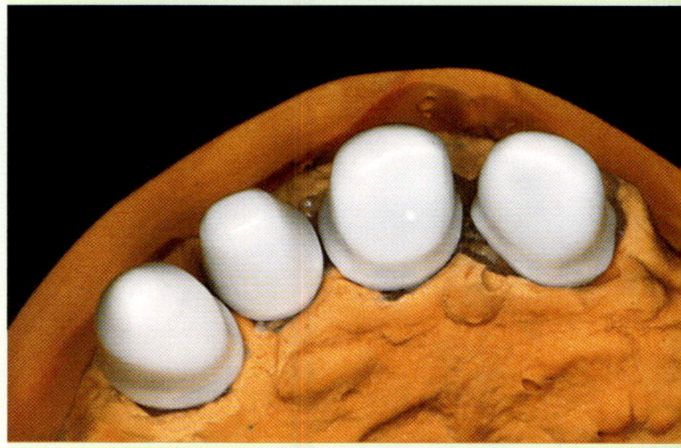

Primärkronen aus Zirkonoxidkeramik in Kombination mit galvanisch hergestellten Sekundärkronen. Dadurch wird eine Kaltverschweißung wie bei Metall-Doppelkronen vermieden.
Foto: KaVo, Freitag

Bedingungen

Ausreichender Platz muss geschaffen werden, denn es werden 2 Kronen auf einem Zahnstumpf platziert (Primärteil Keramik, Sekundärteil Galvano). Relativ hoher Substanzabtrag an Pfeilerzähnen.

- Kronen müssen im sichtbaren Bereich verblendet werden.
- Optimale Einschubrichtung muss geschaffen werden.

Präparation

- Präparation wie bei der konventionellen Doppelkronen/Teleskoptechnik
- Für die Primärkrone muss eine deutliche Stufe oder Hohlkehle angelegt werden
- Die Metallkappe des Sekundärteils sollte 1 – 2 mm vor dem Kronenrand enden, um Lichteintritt zu ermöglichen (Gingiva-Licht)
- Platzbedarf: Primärkäppchen 0,4 – 0,5 mm; Galvanokäppchen 0,1 – 0,2 mm; Tertiärstruktur 0,3 mm; Verblendung > 0,8 mm = gesamt ca. 1,7 mm
- Präparationsgrenze: Hohlkehle oder Stufe mit gerundeter Stufe
- Konizität 4 – 6°.

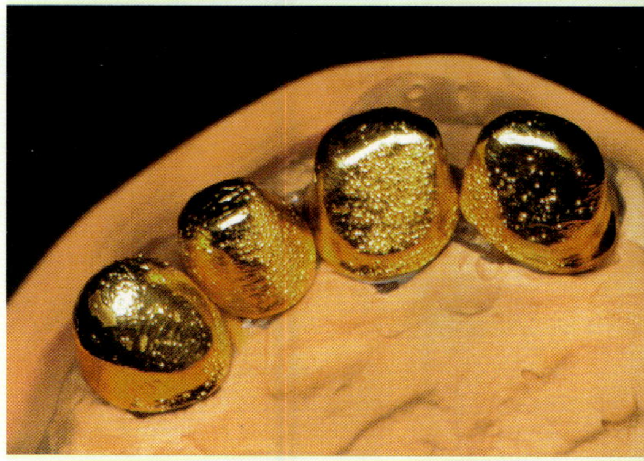

Galvanokronen als Sekundärstruktur für Teleskope.
Foto: KaVo, Freitag

Abformtechnik

Die Abformtechnik für Primärkappen bedingt gegenüber anderen Restaurationsformen prinzipiell keine andere Vorgehensweise.

- Herstellung eines Dubliermodells (Kunststoff) für das Brückengerüst.

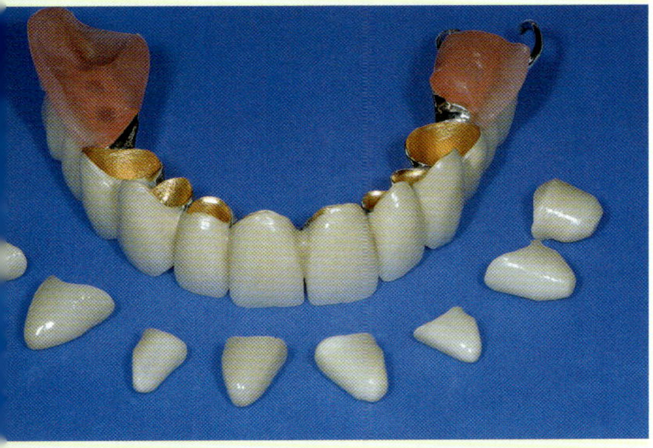

Die mit CEREC hergestellten Primärteleskope aus ZrO_2 und die fertige Überkonstruktion mit Galvanokäppchen, im Munde verklebt mit der Modellguss-Tertiärstruktur, sind bereit zum Zementieren.
Foto: Wiedhahn

Provisorische Versorgung

Hier gelten die gleichen Arbeitsschritte wie bei Frontzahnkronen (Seite 29).
Nach der Eingliederung der Primärkronen wird ein 2. Provisorium hergestellt.

Herstellung der Doppelkronen

- Sägestumpfmodell: Basis der Einzelstümpfe großzügig gestalten
- Bestimmung der Einschubrichtung
- Kappendicke des Primärteils festlegen
- Arbeitsschritte der Gerüstherstellung sind abhängig vom ausgewählten Fertigungssystem
- Parallelausfräsen des Primärteils, Nachfräsen, Finieren der Rautiefen
- Käppchen 1 – 2° Konus zur Vermeidung einer zu hohen Friktion
- Ausformen der abstützenden Stufe oral, falls erforderlich
- Reinigungsbrand, dampfstrahlen, zervikale Kronenränder polieren
- Primärkronen fertig.

Weiteres Vorgehen konventionell:

- Einprobe der Kronen am Patienten mit Übertragungskappen
- Fixationsabformung
- Herstellung Meistermodell
- Kieferrelationsbestimmung
- Gesichtsbogenübertragung
- Einartikulieren des Modells
- Wachsaufstellung auf Kunststoffbasisplatten zur Überprüfung der Ästhetik und Kieferrelationsbestimmung

Gerüstherstellung:

- Galvanokäppchen
- Tertiärstruktur
- Verkleben
- Gerüsteinprobe, ggfs. Einprobe Rohverblendung oder mit Wachsaufstellung
- Fertigstellung.

Vorgehen nach Weigl:

- Anprobe Primärkronen
- Herstellung der Galvanos
- Herstellung Tertiärstruktur
- Anprobe Sekundär- und Tertiärkronen
- Verkleben Gerüst und Tertiärkronen im Mund
- Einkleben der Primärkronen
- Überabformung Gesamtkonstruktion, Kieferrelationsbestimmung, Gesichtsbogenübertragung, Wachsaufstellung, Fertigstellung.

Eingliederung

- Adhäsive oder konventionelle Befestigung der Primärkronen (Zirkonoxid-, Aluminiumoxid- oder Lithiumdisilikatkeramik) auf dem Zahnstumpf
- Sekundär- und Tertiärkrone werden immer adhäsiv verbunden
- Haftung von Vollkeramik-Primärkrone und Galvano (Sekundärteil) ist friktionsfrei und als tribologisches System unübertroffen; der initiale Strömungswiderstand im kapillaren Spalt und die Van-der-Waals-Kräfte sorgen für den „sanften" Hafteffekt des Verbindungselements.

Implantat-Abutments, Kronen und Brücken aus Vollkeramik

Vollkeramik in der Implantologie

Implantate ermöglichen den Ersatz von Zähnen ohne vorhandene Zähne zusätzlich zu schädigen und erhalten den Knochen im zahnlosen Bereich. Unter Einsatz von Vollkeramik werden die ästhetischen Möglichkeiten implantatprothetischer Versorgungen optimiert.

Vollkeramische Implantate

Zirkonoxidkeramik wird inzwischen auch schon für die Herstellung von Zahnimplantaten verwendet. Prospektive klinische Studien untersuchen momentan den klinischen Nutzen und die Langzeitbewährung vollkeramischer Implantate.

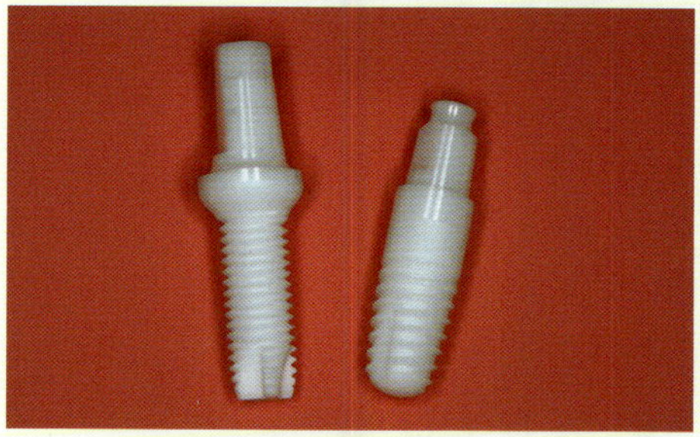

Vollkeramische Implantat-Enossalteile aus ZrO_2.
Foto: Kern

Vollkeramische Implantataufbauten (Abutments)

Die Implantataufbauten zweiteiliger Implantate können heute statt aus Metall aus hochfester Aluminiumoxid- oder Zirkonoxidkeramik hergestellt werden. Vor allem in ästhetisch wichtigen Bereichen bieten vollkeramische Abutments große Vorteile. So wird eine gräuliche Verfärbung der Gingiva durch metallisches Durchscheinen vermieden und vollkeramische Kronen erreichen erst bei Verwendung vollkeramischer Abutments ihre volle ästhetische Qualität, da kein dunkler Metallpfosten den Lichtdurchtritt verhindert.

Vollkeramische Abutments werden abhängig vom verwendeten Implantatsystem mit und ohne Titanbasis konfektioniert geliefert oder können mittels CAD/CAM-Technologie individuell aus Vollkeramik hergestellt werden. Die individuelle Gestaltung von Abutments verbessert die Weichgewebsunterstützung und optimiert den Übergang zwischen der runden Implantatschulter und der anatomischen Zahnform (Emergence Profil).

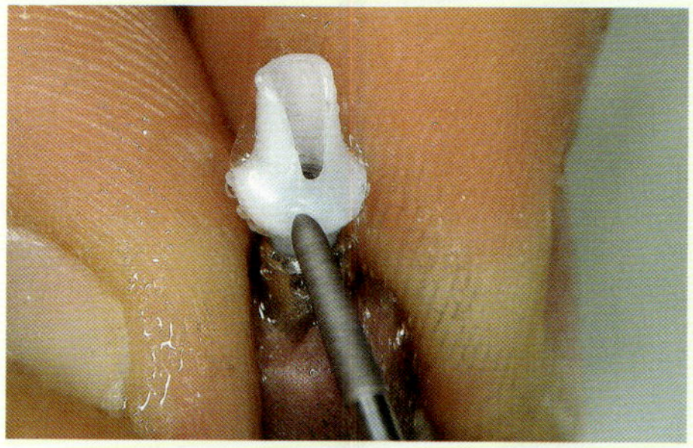

Individualisierung des Gingivaformers am ZrO_2-Abutment. Der weiße Werkstoff verhindert das Durchscheinen des Titans und unterstützt die die Ästhetik der finalen Keramikkrone.
Foto: Lauer

Die vollkeramischen Abutments sollten mit dem System-spezifischen Drehmoment auf den Implantaten verschraubt werden. Nach Verschluss des Schraubeneingangs mit einem provisorischen Kompositmaterial oder Guttapercha sollten die vollkeramischen Kronen und Brücken entsprechend den für die adhäsive Befestigung geltenden Regeln befestigt werden. Hierzu sollten transparente Kleber verwendet werden.

Implantat-Abutments, Kronen und Brücken aus Vollkeramik

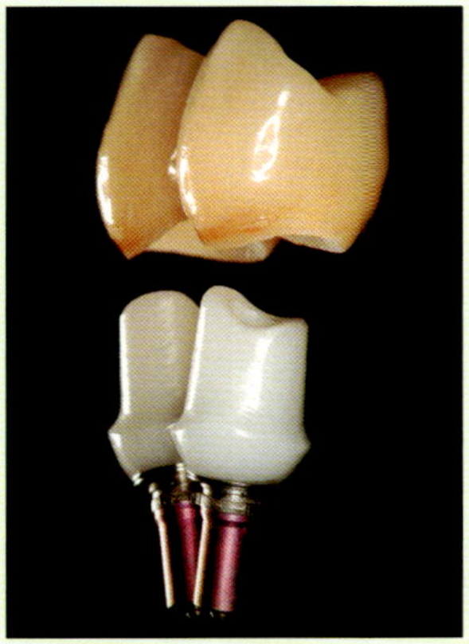

ZrO_2-Abutment (Lava) mit Metallarmierung und passende Krone.

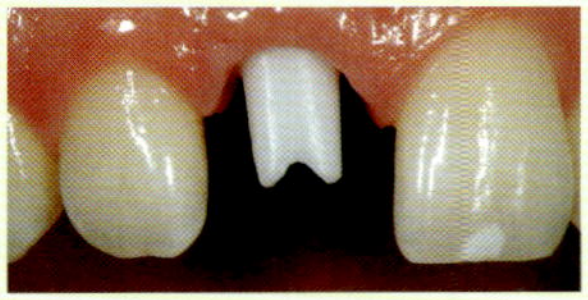

ZrO_2-Abutment mit Enossalteil verschraubt.

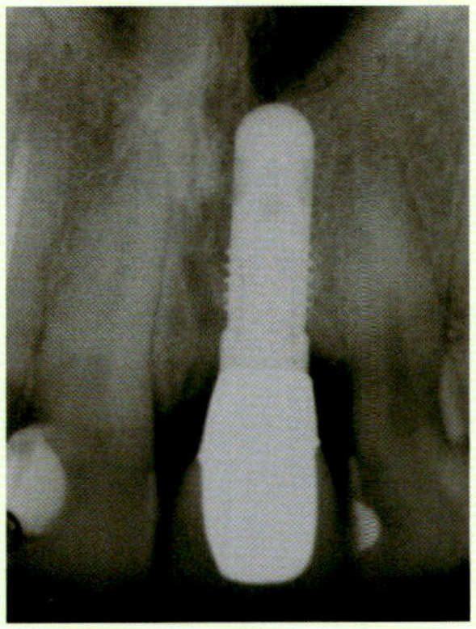

Implantat-Enossalteil und Abutment aus ZrO_2, Krone aus Fluorapatit-Sinterverblendkeramik.
Alle Fotos: Wolfart

Bei Verwendung von Abutments aus Oxidkeramik ist der Einsatz von vollkeramischen Kronen und Brücken angezeigt, um den Vorteil des natürlichen Lichtdurchtritts durch die Gesamtkonstruktion zur Steigerung der Ästhetik zu nutzen.

Indikation

- Abutments (Primärteil) als Aufbau auf dem Enossalteil
- Kronen auf Implantat-Suprastruktur
- Implantat-Brückengerüst
- Primärkronen mit Doppelkronensystem.

Werkstoffe

- Für Abutments: ZrO_2-Keramik durchgesintert und Al_2O_3 dichtgesintert (Procera)
- Als Gerüstwerkstoff für Kronen und Brücken: Silikatkeramik (Krone), Oxidkeramik infiltriert, Zirkonoxidkeramik
- Zur Verblendung: Aufbrennkeramik mit entsprechendem WAK (Wärmeausdehnungskoeffizient)
- Die Auswahl des Werkstoffs richtet sich nach Belastung und Konstruktionsart (Einzelzahn- oder Brücken-Konstruktion).

Bedingungen und Optionen

- Optimale Einschubrichtung muss geschaffen werden.
- Vollkeramische Primärkronen und primäre Stegkonstruktionen für Suprastrukuren, auch mit endständigen Geschieben oder Riegeln, sind technisch herstellbar.
- Spannungsfreie Passung im Mund durch intraorale Verklebung.

Präparation

IIn die Implantatbrücke einbezogene Restzähne als mittragende Pfeiler werden präpariert wie unter Frontzahn- und Seitenzahnkronen beschrieben (Seite 27 und 33). Für die Primärkronen ist ausreichender Raum erforderlich.

Abformtechnik

Die Abformtechnik für Keramik-Abutments bedingt gegenüber anderen Abutment-Werkstoffen keine andere Vorgehensweise.

- Überabformung der Primärteile mit aufgesetzten Sekundärkronen zu deren Positionierung
- Duplikatmodell für Brückengerüst-Anfertigung erforderlich.

Implantat-Abutments, Kronen und Brücken aus Vollkeramik

Gerüstherstellung

Die Arbeitsschritte sind abhängig vom ausgewählten Keramikwerkstoff und dem Fertigungssystem:

- Formschleifen der vorgefertigten Abutments. Auf einheitliche Einschubrichtung achten.
- Fertigung der Kronen und des Brückengerüsts aus Keramik.

Die Verbinderflächen zu den Brückengliedern dürfen folgende Flächen nicht unterschreiten:

- Bei Oxidkeramik infiltriert 12 mm^2
- Bei Zirkonoxidkeramik 9 mm^2.

Die Mindestwandstärken der Kronenkappen sind:

- Bei Aluminiumoxidkeramik 0,5 mm
- Bei Zirkonoxidkeramik 0,5 mm
- Die Schichtstärke der Verblendkeramik sollte gleichmäßig sein und 2,0 mm nicht übersteigen.

Ansonsten gelten die gleichen Bedingungen wie unter Frontzahnkronen (Seite 27 und 33) beschrieben.

Einprobe

Ein im Labor individualisiertes Abutment sollte vor der weiteren Bearbeitung einprobiert werden. Dadurch können ggfs. Abweichungen zur Modellsituation ausgeschlossen werden.

Einprobe des Kronengerüsts: Die Krone muss rotationsfrei auf dem Stumpf sitzen. Zur Prüfung der Passgenauigkeit Kontrollabformung mit einem dunklen, dünnfließenden Silikon.

Eingliederung

Die Befestigung der „Suprastruktur" erfolgt mittels Zementierung auf dem Abutment. Je nach Therapiekonzept kann diese Restaurationsform auch temporär befestigt werden.

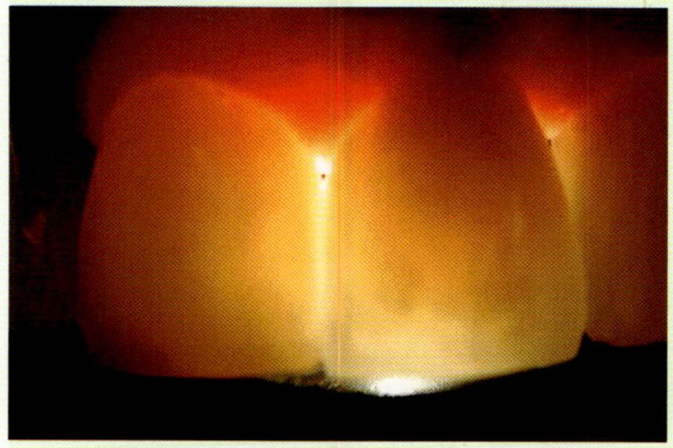

Natürlicher Lichtdurchtritt durch ZrO_2-Abutment und Keramikkrone.
Foto: Wolfart

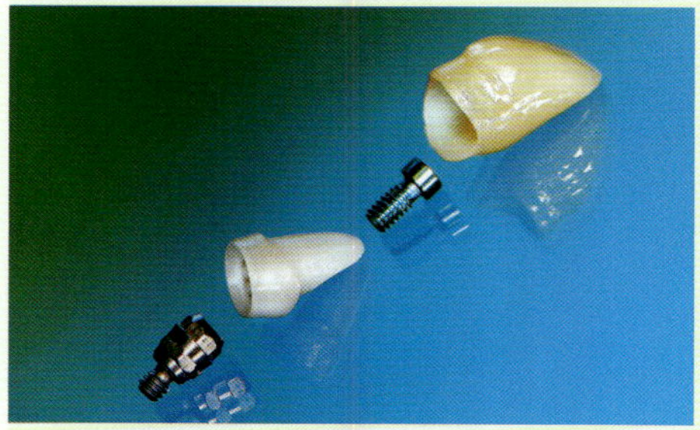

Suprastruktur, verschraubbares Implantat-Abutment aus ZrO_2 mit gerüstfreier Silikatkeramik-Krone.
Foto: Kurbad, Reichel

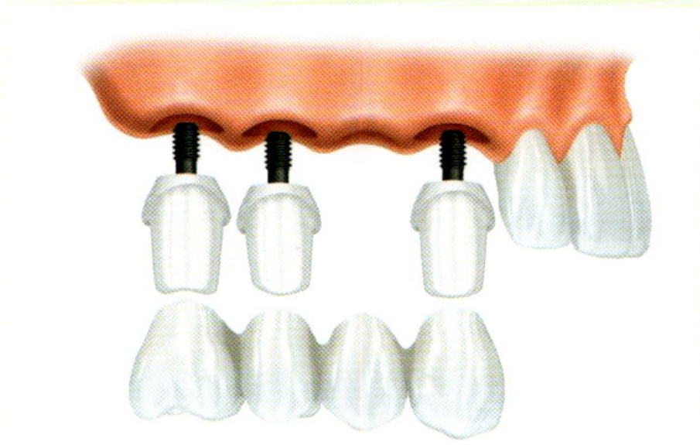

ZrO_2-Abutments mit Verschraubung zum Enossal-Implantat – zur Aufnahme einer mehrgliedrigen Brücke.
Abb.: Nobel Biocare

Einsatz von Keramik-Werkstoffen

Die aufgeführten Werkstoffe sind für die genannten Restaurationsarten geeignet und haben sich klinisch in der Praxis bewährt.

	Krone FZ	Krone SZ	Brücke FZ	Brücke SZ	Doppel-Krone Primärteil	Implantat-krone	Abut-ment	Inlay	Teil-krone	Veneer	Inlay-brücke	Klebe-brücke FZ
Feldspat-keramik / Silikat	☺	☺						☺	☺	☺		
Lithium-disilikat-keramik	☺	☺	☺	☺ bis 2. Prä-molar	☺	☺						☺
Oxidkeramik glasinfiltriert:												
Spinell	☺											
Alumina	☺	☺	☺			☺						☺
Zirconia	☺	☺	☺	☺		☺						☺
Oxidkeramik polykristallin:												
Zirkonoxid	☺	☺	☺	☺	☺	☺	☺				☺*	☺
Aluminium-oxid	☺	☺	☺		☺	☺						☺

*) Inlay-Brücken wurden bisher nur experimentiell gefertigt und sind klinisch noch nicht ausreichend erprobt.

Quelle: AG Keramik

Farbauswahl für Vollkeramik-Restaurationen

Üblicherweise wird für die Farbbestimmung ein industriell konfektionierter „Shade Guide" (Farbring) genutzt, um die natürliche Zahnfarbe zu bestimmen. Digitale Farbbestimmungsgeräte können unterstützend oder als Kontrolle verwendet werden. Im Idealfall nimmt der Zahntechniker, der die Restauration anfertigt, die Farbbestimmung selbst vor. Dies schützt vor Übertragungsfehler.

Die eigentliche Zahnfarbe ist die Dentinfarbe. Der Schmelz moduliert die Farbwahrnehmung durch Transparenz und Schichtdicke. Die Transparenz des Schmelzes kann dadurch ermittelt werden, dass Papierscheiben (weiß, schwarz), ca. 4 x 5 cm groß, abwechselnd hinter den Zahn gehalten werden (palatinal an den Zahn drücken). Je intensiver der Hintergrund durch den Zahn schimmert, umso größer muss die Transparenz der (Aufbrenn)Keramik gewählt werden.

Die Dentinfarbe lässt sich am besten zervikal bukkal feststellen, weil dort der Schmelzmantel dünner ist. Zur Gingiva sind 1 – 2 mm Abstand zu halten, um deren Rotanteil nicht einzubeziehen. Es empfiehlt sich, zur Standardisierung des subjektiven Farbempfindens die Farbbestimmung stets an einem definierten Platz in der Praxis vorzunehmen, weil hierbei auf Erfahrungen mit früheren Farbnahmen und deren Ergebnisse zurückgegriffen werden kann. Auch kann zur Eigenkontrolle eine zweite Person (Assistenz) mit der Farbnahme beauftragt werden.

Die folgenden Umgebungsbedingungen sollten in der Praxis bei der Farbbestimmung beachtet werden.

Umgebung bei der Farbnahme:

- Zurückhaltende Umgebungsfarbe (Möbel, Tapeten, Kleidung, Kosmetika)
- Kein direktes Sonnenlicht.

Beleuchtung:

- Tageslicht, evtl. von Norden einfallend (weniger Rotanteil)
- Kunstlicht: Leuchtstoffröhren mit Tageslichtqualität
  (z. B. Osram Lumilux DeLuxe Daylight 12-950) als Praxisdeckenleuchte
- OP-Leuchte wegdrehen (Halogenstrahler haben hohen Rotanteil).

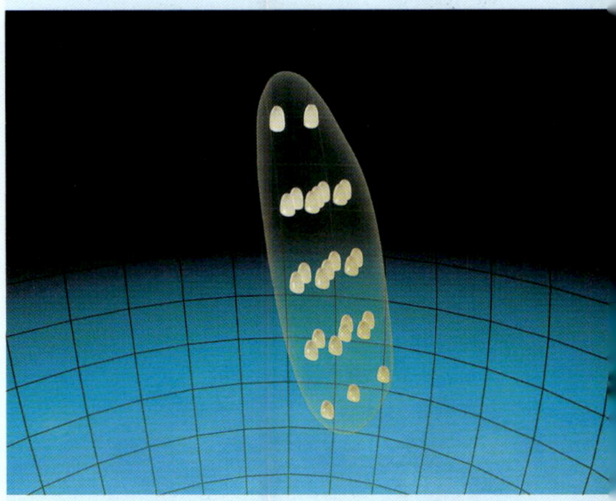

Ordnungssystem des VITA 3D-Master Farbbestimmungsverfahren.
Abb.: VITA Zahnfabrik

Farbbestimmung

Patientenbedingungen:

- Kein Lippenstift, auf stark farbiges Make-up und buntes Halstuch verzichten
- Zahnoberflächen reinigen
- Beteiligung des Patienten nach der Vorauswahl durch den Zahnarzt.

Farbnahme:

- Zähne befeuchten, nicht austrocknen lassen
- Konstanter Abstand zwischen Auge und Objekt
- Nur kurzeitige Betrachtungszeiten, um Gewöhnungseffekte und Ermüdung des Auges zu vermeiden
- Farbring benutzen, Farbmuster an den Zahn anlegen
- Zuerst wird die Helligkeit des Zahns bestimmt, im zweiten Schritt die Farbsättigung und zuletzt die Zahnfarbe.
- Transparenzausdehnung des Schmelz' mit Papier (weiß, schwarz) ermitteln
- Evtl. Farbmessungen wiederholen, Ergebnis absichern.

Dokumentation:

- Charakteristika als Skizze festhalten (Schmelzrisse, Mamelons, Schmelzspots, Erosion).

Bei gehobenen Ansprüche an die Ästhetik der Restauration:

- Fotos herstellen (Zahnform, Lippenform, Lachlinie, Gingivaform, Mimik, Gesamteindruck)
- Individuelle Farbbestimmung mit speziell hergestellten Keramik-Farbmustern (Veneers).

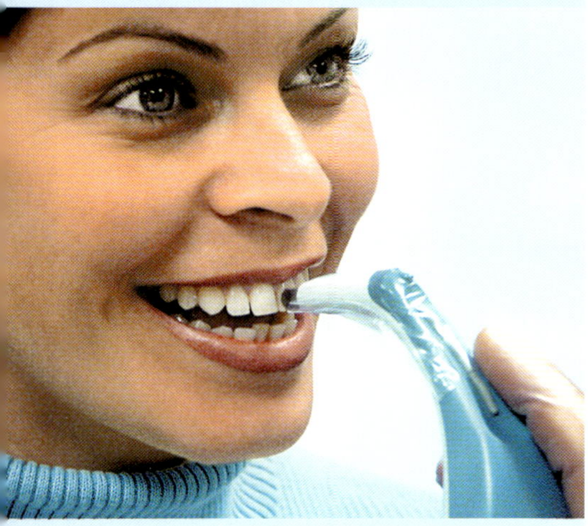

Digitales Farbmessgerät. Abb. VITA Zahnfabrik

Befestigungstechnik

Grundsätzliches

Der zentrale Merksatz für das Befestigen vollkeramischer Restaurationen lautet: Keramiksysteme müssen aufgrund ihrer Materialeigenschaften unterschiedlich befestigt werden.

Hochfeste Keramiken mit mehr als 350 MPa Biegefestigkeit können sowohl konventionell zementiert (Glasionomerzement, Zinkoxid-Phosphatzement) als auch adhäsiv befestigt werden. Dies gilt für Lithiumdisilikatkeramik, glasinfiltrierte Oxidkeramik, pressgesinterte Oxidkeramik und für Zirkonoxidkeramik.

Keramiken mit geringerer Festigkeit unter 350 MPa (Silikatkeramik), die über sehr gute ästhetische Eigenschaften verfügen, müssen ausschließlich adhäsiv befestigt werden. Geeignete Indikationsbereiche sind Keramikinlay/Onlay, Veneer, Keramikteilkrone, Krone (Frontzahn, Prämolar).

Vorteil der adhäsiven Befestigung ist, dass durch den kraftschlüssigen Verbund eine Stabilisierung des Restzahns erreicht wird, sofern eine Klebung im Schmelz erfolgen kann. Dies ist erforderlich bei Teilrestaurationen oder wenn nicht zirkulär präpariert wurde, z. B. bei Klebebrücken.

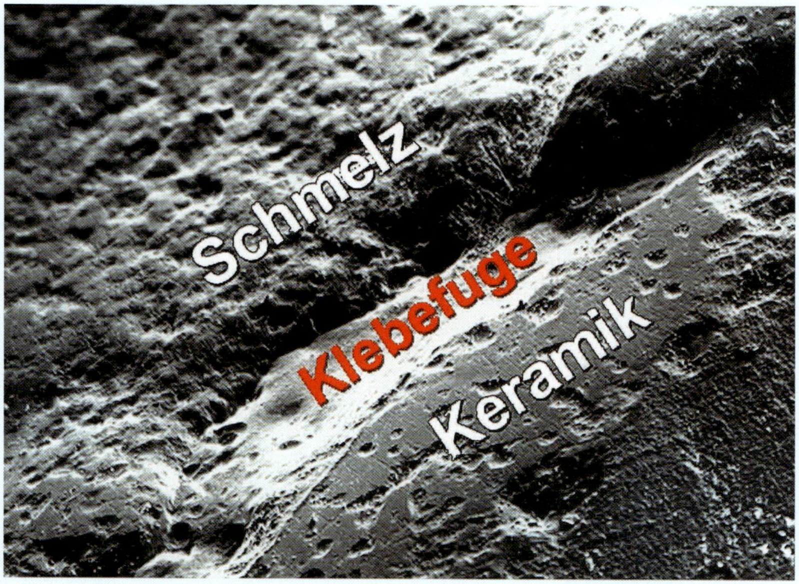

Einteilung nach klinischer Anwendung und Befestigungsmodus

Konventionell oder adhäsiv befestigte Kronen und Brücken
Festigkeit über 350 MPa
Oxidkeramik und Lithiumdisilikatkeramik
Beispiele:
Empress 2, e.max Press, e.max CAD
In-Ceram Alumina
In-Ceram Spinell
In-Ceram Zirconia
In-Ceram YZ e.max.ZirCAD
Procera Alumina, Procera Zirconia, Procera Bridge Zirconia
Cercon, In-Ceram AL Everest ZS und ZH
Lava Kronen und Brücken

Adhäsiv befestigte Inlays, Onlays, Teilkronen, Kronen, Veneers
Festigkeit bis 350 MPa
Silikatkeramik
Beispiele:
CEREC Blocs
Empress Esthetics und weitere Presskeramiken
Vitablocs for CEREC, ProCAD, Empress CAD, Everest G-Blank
Finesse
Procera Veneer (Alumina)
Cergo
u.v.a.

Das Verarbeitungs-Procedere der Adhäsivtechnik ist hauptsächlich für die Dauerhaftigkeit der Verbundzone zwischen Keramik und Zahnhartsubstanz verantwortlich.

Abb.: Frankenberger

Adhäsive Befestigung von Silikatkeramik

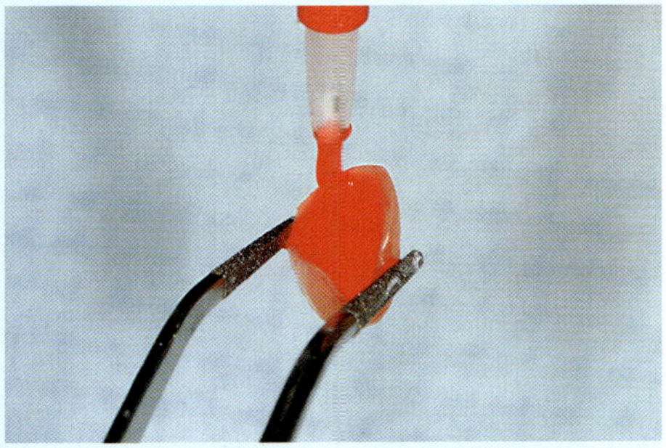

Ätzen der Oberfläche (Silikatkeramik) mit Flusssäure.

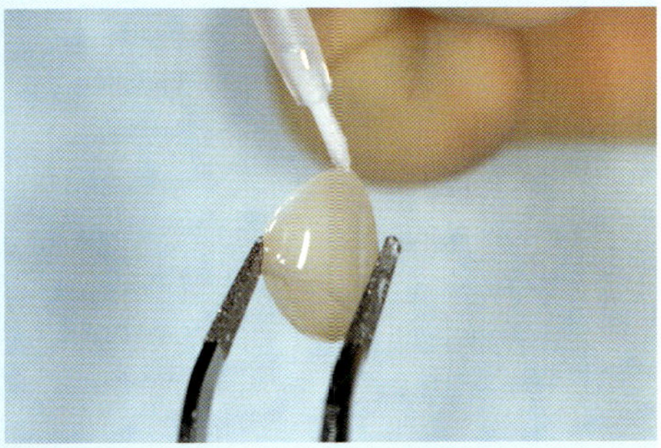

Auftragen des Silans auf die angeätzte Keramikoberfläche.

Vorbereiten der Keramik

Silikatkeramiken werden mit Befestigungskompositen eingesetzt. Diese Adhäsionsmaterialien stellen eine Klebeverbindung zwischen der Zahnhartsubstanz und der Keramikrestauration her, die einen kraftschlüssigen Verbund auslöst. Entscheidend für den klinischen Erfolg ist der Haftmechanismus am Zahn bzw. auf der Keramikoberfläche.

Ätzen

Eine wesentliche Voraussetzung für die Haftung ist die Vergrößerung der Klebefläche. Die Oberfläche von Silikat- und Feldspatkeramik kann vergrößert werden, indem die Glasmatrix mit Flusssäure (z. B. 60 Sek. mit ca. 5 %iger HF) teilweise aufgelöst und so ein mikroretentives Muster geschaffen wird.

Silanisieren

Neben der mikromechanischen Verankerung zwischen Keramik und Befestigungskomposit wird durch Silanisieren eine zusätzliche chemische Verbindung hergestellt. Das Silan wird nach dem Ätzen auf die Keramikoberfläche aufgetragen. Wichtig ist dabei, dass das Lösungsmittel vollständig verdunsten kann.

Bonding

Zur Verbesserung der Benetzung der Keramikoberfläche kann bei höher viskösen Befestigungskompositen eine dünne Schicht Bondingmaterial auf der Keramikoberfläche verteilt werden. Diese Bondingschicht wird nicht ausgehärtet. Sie polymerisiert gemeinsam mit dem Befestigungskomposit.

Vorbereiten des Zahns

Die Zahnoberfläche wird vorbehandelt, um die Voraussetzungen für den adhäsiven Verbund zu schaffen. Aufgrund der unterschiedlichen Zusammensetzung von Schmelz und Dentin müssen hier verschiedene Vorbehandlungen angewandt werden. Es wird empfoheln, immer die Gebrauchsanweisung der Hersteller zu beachten, da bei einigen Zementen die Vorbehandlung entfällt.

Schmelzhaftung:

Eine gute Schmelzhaftung stellt die Voraussetzung für verfärbungsresistente Ränder dar und trägt gleichzeitig, gemeinsam mit der Haftung am Dentin sowie an der Keramik, zur Stabilisierung geschwächter Zahnhöcker bei.

Schmelzätzen mit 30 – 40 %iger Phosphorsäure produziert eine ideale Oberflächenmorphologie für die mikromechanische Verankerung von Kunststoffen. Die Dauer der Schmelzätzung mit Phosphorsäure sollte 30 Sek. betragen. Danach wird mit Wasser abgespült, bis die Säure entfernt ist; danach sollte mindestens 15 Sek. mit Luft-Wasser-Spray abgesprüht werden, um Präzipitate sicher zu entfernen. Den Verbund zum so vorbehandelten Schmelz stellt ein Bonding Agent (gefülltes oder ungefülltes Adhäsiv) sicher, welches die stark vergrößerte Oberfläche penetriert und durch die Polymerisation zur mikromechanischen Haftung führt. Diese Aufgabe wird auch von Dentinadhäsiven erfüllt.

Selbstätzende Dentinadhäsive, z. B. Zweischritt-Systeme (AdheSE, Clearfil SE Bond, One Coat SE Bond) oder „All-in-one"-Adhäsive (Prompt L-Pop, iBond, One Up Bond F, Xeno III) sind von den Herstellern nicht für die Indikation des adhäsiven Befestigens von Keramik freigegeben, da ihre Schmelzhaftung geringer ist. „All-in-one"-Systeme scheiden aus, da diese durch ihre sauren Bestandteile den Prozess der Aminkomponente von dual- und autopolymerisierenden Befestigungskompositen hemmen und so zu insuffizienter Polymerisation führen.

Dentinhaftung:

Die Haftung am Dentin ist durch die intrinsische Feuchtigkeit, die tubuläre Mikrostruktur und einen höheren Anteil organischer Verbindungen wesentlich schwieriger zu erzielen als die Haftung am Schmelz; dies wird durch eine Vielzahl von Dentinadhäsiv-Generationen dokumentiert.

Für das adhäsive Befestigen von Keramikrestaurationen werden derzeit lediglich Dentinadhäsive empfohlen, die eine separate Schmelzätzung mit Phosphorsäure vorsehen. Das Dentinadhäsiv wird üblicherweise unmittelbar vor dem Einsetzen der Keramikrestauration

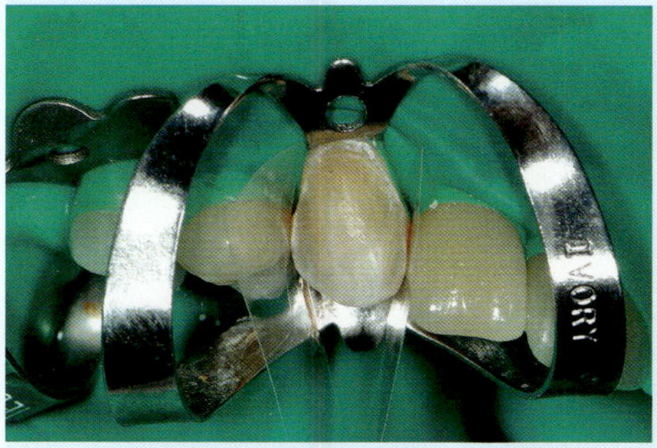

Anlegen des Kofferdams und Matrizen zum Lateralschutz.

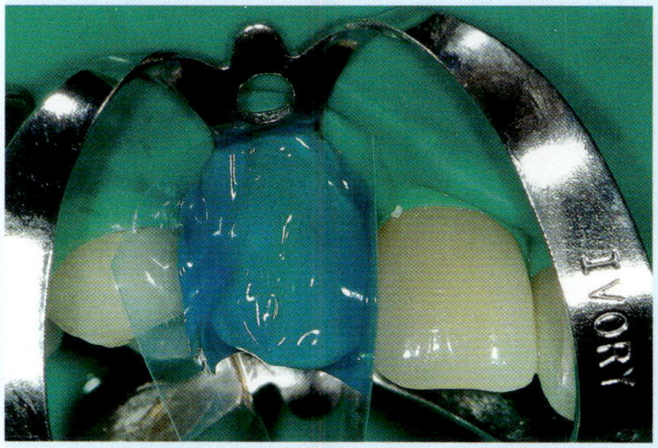

Das Ätzen erweitert das Retentionsmuster.

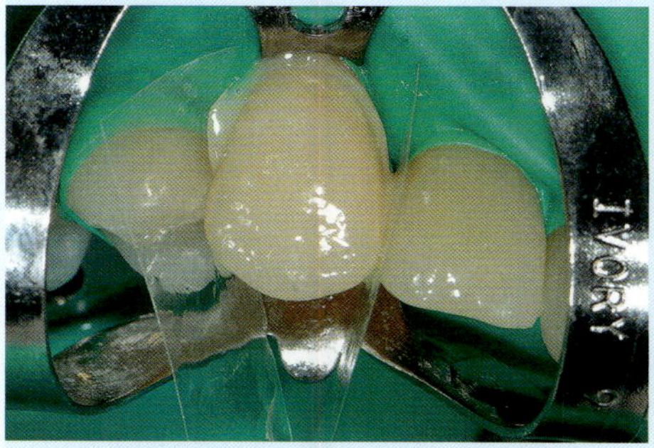

Eingliederung mit Kleberüberschuss.
Alle Fotos: Kunzelmann

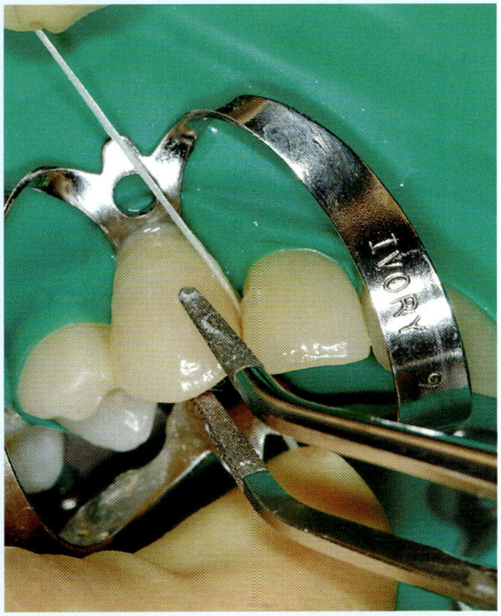

Überschüsse entfernen, auch unter den Klammern.

auf Dentinoberfläche aufgetragen. Gelegentlich wird jedoch auch diskutiert, das Dentinadhäsiv bereits nach der Präparation vor der Abdrucknahme zu verwenden.

Die Verwendung von Dentinadhäsiv reduziert die Aufbissempfindlichkeit und das Misserfolgsrisiko. Aufgrund der Pulpenverträglichkeit treten endodontische Komplikationen seltener auf (Int J Comp Dent 2006; 9: 11-22).

Im Falle einer Hybridisierung vor der Abformung empfehlen sich Adhäsive mit separatem, hydrophobem Bonding Agent (z. B. A.R.T. Bond). Diese Technik wird u. a. empfohlen, um postoperative Sensitivitäten zu reduzieren. Man erkauft sich durch diesen Vorteil jedoch auch Nachteile. So ist beispielsweise die Retention der temporären Versorgung durch die Schmierschicht des Dentinadhäsives verringert und es ist klinisch häufiger erforderlich, die Provisorien wieder zu befestigen. Diese „Dual-Bonding"-Technik hat bisher keine breite Akzeptanz gefunden.

Häufig vorkommende Behandlungsfehler sind:

1. Zu langes Ätzen des Dentins mit Phosphorsäure
2. Zu langes Trocknen des geätzten Dentins (alle Total-Etch-Systeme) bzw. fehlendes Re-wetting aller ethanol- oder acetonbasierten Total-Etch-Systeme
3. Zu kurze Einwirkzeiten der einzelnen Komponenten.

Bei Dentinadhäsiven gilt in besonderem Maß die Forderung, die Herstellerangaben bei der Verarbeitung exakt einzuhalten.

Spezielle Fragen zum adhäsiven Befestigen:

Polymerisation:

Unabhängig vom Zeitpunkt der adhäsiven Vorbehandlung stellt sich die Frage, ob das Schmelz-/Dentinadhäsiv separat polymerisiert werden sollte. Es existieren In-vitro-Studien, welche klar unter Beweis stellen, dass eine separate Polymerisation des Bonding Agents die Dentinhaftung signifikant erhöht. Man könnte hieraus folgern, dass das Adhäsiv vor dem Einbringen des Befestigungskomposits photopolymerisiert werden sollte.

Dieser Forderung stehen zwei Argumente gegenüber:

1. Wenn das Adhäsiv sehr dünn verblasen wird, verhindert die Sauerstoffinhibition möglicherweise die Polymerisation.
2. Nicht jedes Adhäsiv lässt sich so dünn verblasen, dass ein gut passendes Inlay sicher in die Endposition zu bringen ist (Gefahr des sog. „pooling").

Bisher liegen keine fundierten klinischen Langzeitstudien vor, die klare Vorteile der einen oder anderen Technik belegen würden. Aus diesem Grund kann man pragmatisch vorgehen und die Methode wählen, die sich in der eigenen Praxis bisher schon bewährt hat.

Selbsthaftende Befestigungskomposite:

Die oben aufgeführten Probleme beim adhäsiven Einsetzen von Kronen und Brücken könnten allesamt umgangen werden, wenn ein selbsthaftender Zement zum Einsatz kommt. Mit RelyX Unicem z. B. steht ein Befestigungswerkstoff bereit, der diesen Anspruch vertritt. Klinische Langzeitdaten von Rely X Unicem existieren nach drei Jahren, weitere Daten werden z. Zt. erhoben. Für die Befestigung von Veneers ist dieser Kleber wegen der relativ geringen Schmelzhaftung nicht freigegeben.

Bei den selbstadhäsiven Befestigungskompositen ist eine Vorbehandlung mit Phosphorsäure und Bonding nicht erforderlich.

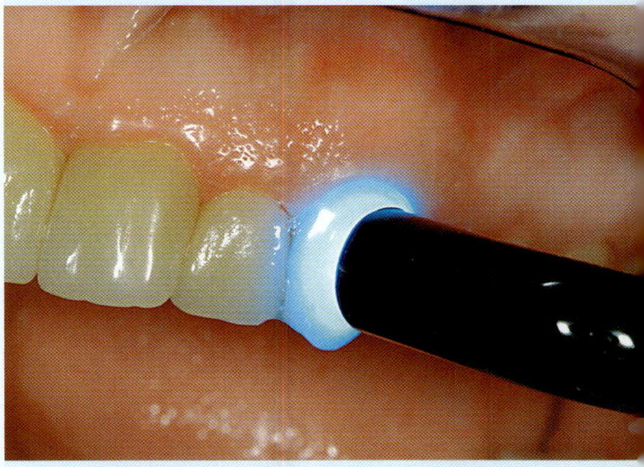

Lichthärten

Autopolymerisate ohne Bonding Agent:

Die Frage, ob polymerisiert werden soll oder nicht, kann mit Autopolymerisaten nach dem Muster von Panavia oder Multilink umgangen werden. Hier wird lediglich ein Primer aufgetragen, welchem ein autopolymerisierendes Befestigungskomposit folgt, ohne dass ein intermediäres Bonding Agent zum Einsatz kommt. Der Vorteil dieser Variante liegt darin, dass es unter dem Inlay immer zu einer zuverlässigen Aushärtung des Komposits kommt, was beispielsweise auch beim adhäsiven Befestigen von Metallarbeiten von Vorteil ist.

Polymerisationsmodus des Befestigungskomposits:

Autopolymerisate haben den Vorteil, immer zuverlässig zu polymerisieren. Der Nachteil ist, dass die Polymerisation früher einsetzen kann als klinisch erwünscht.

Dualhärtende Systeme (z. B. Variolink, RelyX Unicem) haben den Vorteil, dass im Fall von dicken oder dunklen Inlays oder Kronen eine Polymerisation des Befestigungskomposit gewährleistet wird, wenn die „Dunkelreaktion" zuverlässig abläuft. Ferner wird die Polymerisation zumindest teilweise durch den Zahnarzt steuerbar.

Trotz der beschriebenen Vorteile der vorgenannten Systeme erfreuen sich rein lichthärtende Füllungskomposite als Befestigungsmaterial einer auffallenden Beliebtheit, welche anhand eines zentralen klinisch evidenten Vorteils ersichtlich ist: Wird die OP-Leuchte weggedreht, hat der Behandler immer genügend Zeit, die kritischen Überschüsse in aller Ruhe zu entfernen. Gerade bei mehreren Restaurationen nebeneinander spielt dieser Vorteil eine große Rolle für das subjektive Komfortgefühl des Behandlers.

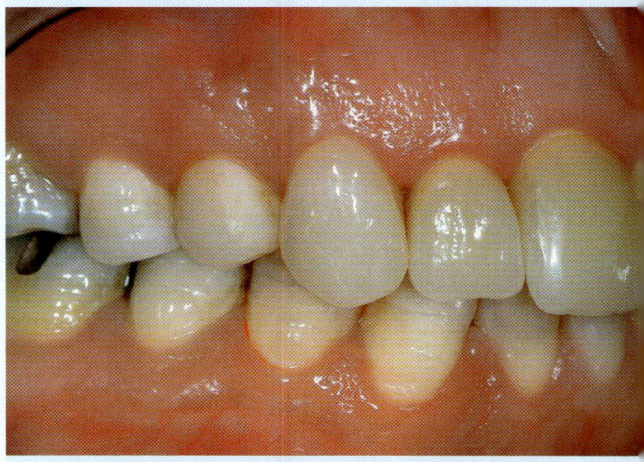

Veneer-versorgter Zahn 13.
Alle Fotos: Kunzelmann

Arbeitsschritte zum innigen Kontakt

Navigation zur Befestigung von Vollkeramiken

Keramik	Silikat		Lithiumdisilikat			Oxidkeramik glasinfiltriert			Oxidkeramik polykristallin		
Markennamen (Auswahl)	Vitablocs Empress CEREC Blocs		e.max press / CAD			In-Ceram Spinell, Alumina, Zirconia			In-Ceram YZ, Procera, ZirCAD, Lava, In-Ceram AL, Sirona inCoris AL Sirona inCoris ZI		
Indikation	Inlay, Onlay, Veneers, Kronen		Kronen, kleine Brücken (1)			Kronen, 3-gliedrige Brücken			Kronen, Brücken		
Einsetzmaterial	Adhäsive Composite, licht/dual-härtend	Selbst-adhäsive Composite licht/dual-härtend (ohne Veneer)	Glasio-nomer	Adhäsive Composite	Selbst-adhäsive Composite	Glasio-nomer	Selbst-adhäsive Composite	Adhäsive Composite selbst-härtend	Glasio-nomer	Selbst-adhäsiv Composite	Adhäsive Composite selbsthärtend
Markennamen (Auswahl)	Variolink, Silan, Bonder	Rely X Unicem	Ketac-Cem	Multilink, Panavia	Rely X Unicem	Ketac-Cem	Rely X Unicem	Multilink, Panavia	Ketac-Cem	Rely X Unicem	Multilink, Panavia
Keramik-vorbe-handlung	Flusssäure 60 sec, Silan, Bonder	Flusssäure, Silan	Reinigen	Flusssäure 20 sec, Silan	Flusssäure, Silan	Reinigen oder abstrah-len (2)	Abstrahlen (2) Rocatec-System	Abstrahlen (2) Zirkon-Primer	Abstrahlen	Abstrahlen oder Rocatec-System	Abstrahlen Zirkon-primer
Zahnvor-behand-lung	Schmelz-ätzung Dentin-adhäsiv (Licht-härtung)	Reinigen	Reinigen	Dentin-adhäsiv	Reinigen	Reinigen	Reinigen, Dentin-adhäsiv	Dentin-adhäsiv	Reinigen	Reinigen Dentin-adhäsiv	Dentin-adhäsiv Bond Trocken-legung!
Hinweise	Kofferdam	Siehe Gebrauchs-anweisung		Trocken-legung	Siehe Gebrauchs-anweisung		Siehe Gebrauchs-anweisung	Trocken-legung	Abstrahlen oder Anwendung von H_3PO_4 zur Reinigung und Zirkonprimer, besonders bei kleinen Klebeflächen		

Die Herstellerangaben sind unbedingt zu beachten.

(1) Frontzahn bis zum 2. Prämolar. Brücken bis zu 3 Gliedern.
(2) Korund (Al_2O_3) im Einwegstrahlverfahren, Korn 50 µm, Druck bei Spinell / Alumina / Zirconia 2,5 bar. Nach der Einprobe entfetten mit Alkohol o. ä.

Arbeitsschritte
zum innigen Kontakt

Adhäsives Befestigen step-by-step.

Folgende Techniken zur adhäsiven Befestigung von Keramikrestaurationen werden heute in der Praxis angewandt, die sich in der Anzahl der Arbeitsschritte unterscheiden:

1. Drei-Schritt-Selektive-Ätztechnik (ohne freiliegendes Dentin, z. B. beim Veneer)
(z. B. mit Syntac, A.R.T. Bond, Gluma Solid Bond, OptiBond FL, Adper Scotchbond Multi-Purpose Plus)

Arbeitsschritt	Dauer (min : sec)
Entfernen des Provisoriums und Reinigen der Kavität	02:00
Kofferdam	05:00 – 10:00
Einpassen der Restauration	01:00 – 10:00
Vorbehandlung Inlay mit Flusssäure, Haftsilan und Bonding, verblasen	03:00 – 08:00
Schmelzätzung (30s), Dentin (15s) von peripher nach zentral ätzen	00:30
30s Absprayen	00:30
Trocknen zur Visualisierung des Ätzmusters	00:10
Primer auftragen, einwirken lassen oder einmassieren	00:20 – 00:30
Aktives Trocknen zur Verdunstung des Wassers im Primer	00:10
Bei Syntac: Adhesive auftragen und trocknen	00:10
Bonding Agent applizieren, kurz einmassieren, Op-Leuchte wegdrehen, verblasen	00:15
Dualhärtende Bondings vorteilhaft!	
Bonding nicht photopolymerisieren	
Applikation des Befestigungskomposits	00:15
Inlay in Endposition bringen, Überschüsse entfernen und Klebefuge mit Glyzeringel abdecken	03:00
Photopolymerisation	02:00
Überschussentfernung mit Scaler	00:30
Ausarbeitung mit Feinstkorndiamanten und Finierstreifen	05:00
Hochglanzpolitur zur Versiegelung von Mikrorissen, wirkt Frakturen entgegen	05:00
Fluoridtouchierung	00:30

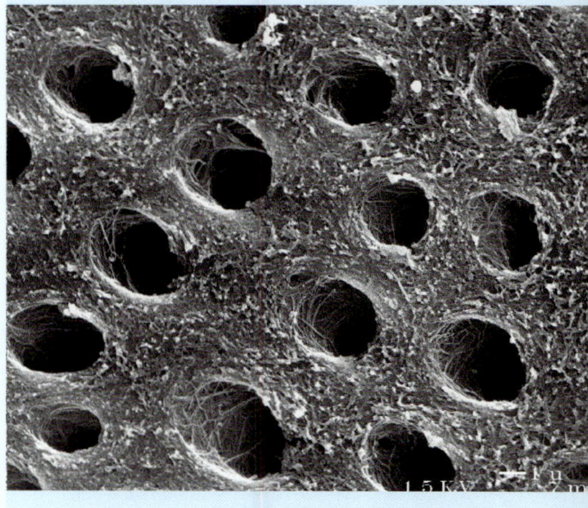

Dentintubuli mit Kollagengeflecht.
Abb.: Frankenberger

Arbeitsschritte
zum innigen Kontakt

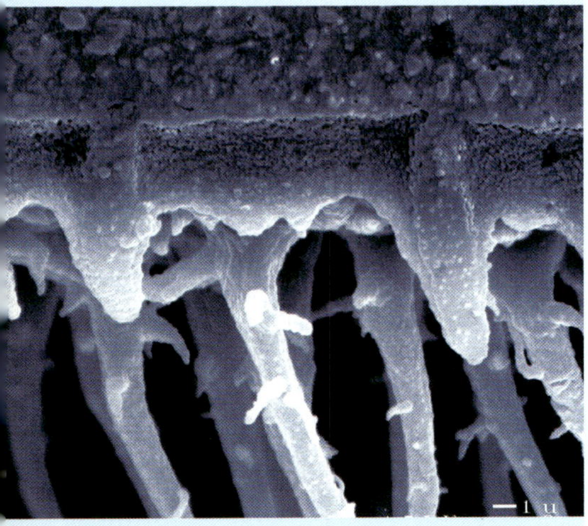

Kunststofftags des Monomers (durch Ätzen freigelegt) für die Retention in Dentintubulis.
Abb.: Frankenberger

2. Drei-Schritt-Total-Ätztechnik (mit freiliegendem Dentin)
(z. B. mit Syntac, A.R.T. Bond, Gluma Solid Bond, OptiBond FL, Adper Scotchbond Multi-Purpose Plus)

Arbeitsschritt	Dauer (min : sec)
Entfernen des Provisoriums und Reinigen der Kavität	02:00
Kofferdam	05:00 – 10:00
Einpassen der Restauration	01:00 – 10:00
Vorbehandlung Inlay mit Flusssäure, Haftsilan und Bonding, verblasen	03:00 – 08:00
Total Etching (Schmelz 30 s, Dentin 15 s) = von peripher nach zentral Ätzen und Dentin nie länger als 15 s ätzen.	00:30
15 s Absprayen	00:30
Trocknen zur Visualisierung des Ätzmusters	00:10
Primer auftragen, evtl. einmassieren	00:30
Primer trocknen	00:05
Bonding Agent applizieren, kurz einmassieren, Op-Leuchte wegdrehen, verblasen	00:15
Dualhärtende Bondings vorteilhaft!	
Bonding nicht photopolymerisieren	
Applikation des Befestigungskomposits	00:15
Inlay in Endposition bringen, Überschüsse entfernen und Klebefuge mit Glyzeringel abdecken	03:00
Photopolymerisation	02:00
Überschussentfernung mit Scaler	00:30
Ausarbeitung mit Feinstkorndiamanten und Finierstreifen	05:00
Hochglanzpolitur zur Versiegelung von Mikrorissen wirkt Frakturen entgegen	05:00
Fluoridtouchierung	00:30

3. Zwei-Schritt-Total-Ätztechnik (mit oder ohne freiliegendes Dentin)
(z. B. mit Gluma Comfort Bond, Prime & Bond NT, Excite, OptiBond Solo Plus, Scotchbond 1 XT)

Arbeitsschritt	Dauer (min : sec)
Entfernen des Provisoriums und Reinigen der Kavität	02:00
Kofferdam	05:00 – 10:00
Einpassen der Restauration	01:00 – 10:00
Vorbehandlung Inlay mit Flusssäure, Haftsilan und Bonding, verblasen	03:00 – 08:00
Total Etching (Schmelz 30s, Dentin 15s) = von peripher nach zentral Ätzen	00:30
30s Absprayen	00:30
Wasserhaltiges Primer-Adhäsiv:	
Trocknen zur Visualisierung des Ätzmusters	00:10
Alkohol-/acetonbasierte Systeme:	
Trocknen zur Visualisierung des Ätzmusters mit Microbrush und Wasser, Dentin (falls freiliegend) wieder anfeuchten („Re-wetting“)	00:05
Primer-Adhäsiv wiederholt auftragen	00:30
Wasserhaltiger Primer	
Aktives Trocknen zur Verdunstung des Wassers	00:15
Alkohol-/acetonbasierte Systeme:	
Lösungsmittel verdunstet leichter und muss nicht so stark verblasen werden	00:05
Dualhärtende Bondings vorteilhaft!	
Bonding nicht photopolymerisieren	
Applikation des Befestigungskomposits	00:15
Inlay in Endposition bringen, Überschüsse entfernen und Klebefuge mit Glyzeringel abdecken	03:00
Photopolymerisation	02:00
Überschussentfernung mit Scaler	00:30
Ausarbeitung mit Feinstkorndiamanten und Finierstreifen	05:00
Hochglanzpolitur zur Versiegelung von Mikrorissen wirkt Frakturen entgegen	05:00
Fluoridtouchierung	00:30

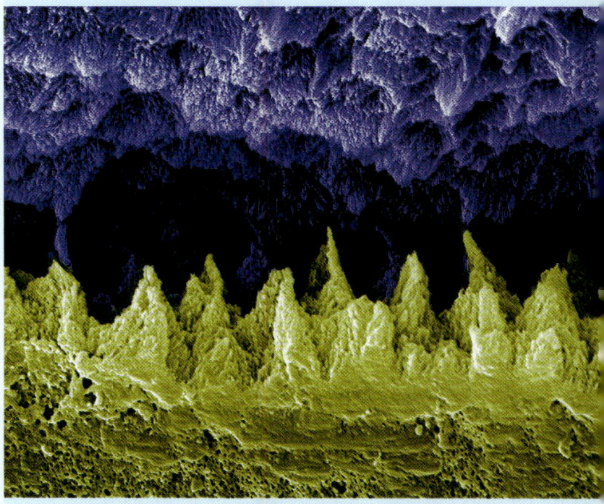

Angeätztes Schmelzrelief.
Abb.: Frankenberger

Arbeitsschritte
zum innigen Kontakt

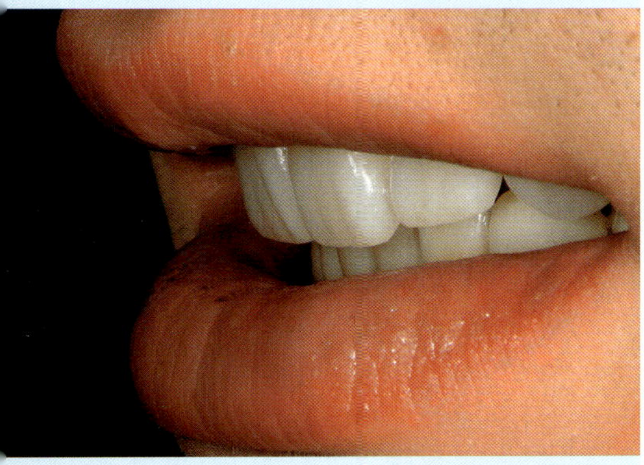

Adhäsive Befestigungen gewährleisten eine lange Haltbarkeit der Restauration.
Foto: Hirschfeld

4. Zwei-Schritt-Selbstkonditionierend
(z. B. AdheSE, Clearfil SE Bond), One Coat Self-Etch Bond)

Arbeitsschritt	Dauer (min : sec)
Entfernen des Provisoriums und Reinigen der Kavität	02:00
Kofferdam	05:00 – 10:00
Einpassen der Restauration	01:00 – 10:00
Vorbehandlung Inlay mit Flusssäure, Haftsilan und Bonding, verblasen	03:00 – 08:00
Wenn möglich: Selektive Schmelzätzung, Absprayen, Trocknen (s.o.)	01:10
Bei selektiver Schmelzätzung Primer auftragen	00:30
Ohne selektive Schmelzätzung Primer wiederholt auftragen und aktiv in den Schmelz einmassieren	00:30
Trocknen des Primers	00:10
Bonding Agent applizieren, kurz einmassieren, Op-Leuchte wegdrehen, verblasen	00:15
Dualhärtende Bondings (AdheSE) vorteilhaft!	
Bonding nicht photopolymerisieren	
Applikation des Befestigungskomposits	00:15
Inlay in Endposition bringen, Überschüsse entfernen und Klebefuge mit Glyzeringel abdecken	03:00
Photopolymerisation	02:00
Überschussentfernung mit Scaler	00:30
Ausarbeitung mit Feinstkorndiamanten und Finierstreifen	05:00
Hochglanzpolitur zur Versiegelung von Mikrorissen, wirkt Frakturen entgegen	05:00
Fluoridtouchierung	00:30

5. Adhäsive und selbstadhäsive Befestigung von hochfesten Oxidkeramiken
(z. B. Rely X Unicem, Panavia F 2.0)

Arbeitsschritt	Dauer (min : sec)
Entfernen des Provisoriums und temporären Zementes	02:00
Einpassen der Restauration	01:00 – 10:00
Reinigen der Restauration: 1. Abstrahlen mit Aluminiumoxid 50 µm, 2.5 bar (chairside oder im Labor) oder 2. Alternative, falls bereits im Labor vorher abgestrahlt wurde: Phosphorsäure-Reinigung (60 s), Absprayen und Trocknen	02:00
Kofferdam anlegen (optional)	05:00 – 10:00
Reinigen der Zahnoberfläche: • Entfernen von Speichelresten und Proteinauflagerungen mit Gummikelch und Prophylaxepaste oder Bimsmehl	02:00
Nur bei Panavia F 2.0: • Primer anmischen, auftragen und 30 s einwirken lassen • Trockenblasen	01:40
Anmischen und Applikation des Befestigungskomposites	00:30
Einsetzen der Restauration, Entfernen der Überschüsse	01:00
Klebefuge abdecken • Panavia F 2.0: Oxyguard • RelyX Unicem: Glyceringel	01:00
Photopolymerisation und Selbsthärtung	02:00
Überschusskontrolle und falls vorhanden entfernen (z. B. Scaler)	00:30

Adhäsive und selbstadhäsive Befestigung von Oxidkeramik

Zusätzliche klinische Haltbarkeit für hochfeste Oxidkeramik lässt sich durch eine adhäsive und selbstadhäsive Befestigung erreichen. So wird bei selbstadhäsiven Kompositen mit sauren Monomeren (RelyX Unicem) ohne weitere Vorbehandlung der Zahnsubstanz eine Klebewirkung erzielt. Das Phosphat-Monomer (Panavia F 2.0) wirkt auf der Oxidkeramik selbstadhäsiv, die Zahnoberfläche muss mit einem Primer vorbehandelt werden.
Die Retention bei kurzen, klinischen Kronen aus Aluminiumoxid- bzw. Zirkonoxidkeramik wird gesteigert, wenn zuvor die Keramik mit Edelkorund unter geringem Druck abgestrahlt wird (50 – 110 µm, 2,5 bar).

Arbeitsschritte zum innigen Kontakt

Beim adhäsiven Befestigen von Oxidkeramik wird die Zahnoberfläche mit einem Dentinadhäsiv vorbehandelt. Erst nach Applikation des Dentinadhäsivs wird das Befestigungskomposit und die Keramikrestauration inkorporiert.

Die adhäsive und selbstadhäsive Befestigung von Oxidkeramik hat ihre Berechtigung vor allem dann, wenn z. B. im Frontzahnbereich eine hohe Transluzenz der Restauration erwünscht ist oder wenn eine geringe mechanische Retention gegeben ist und ein Retentionsverlust befürchtet werden muss.

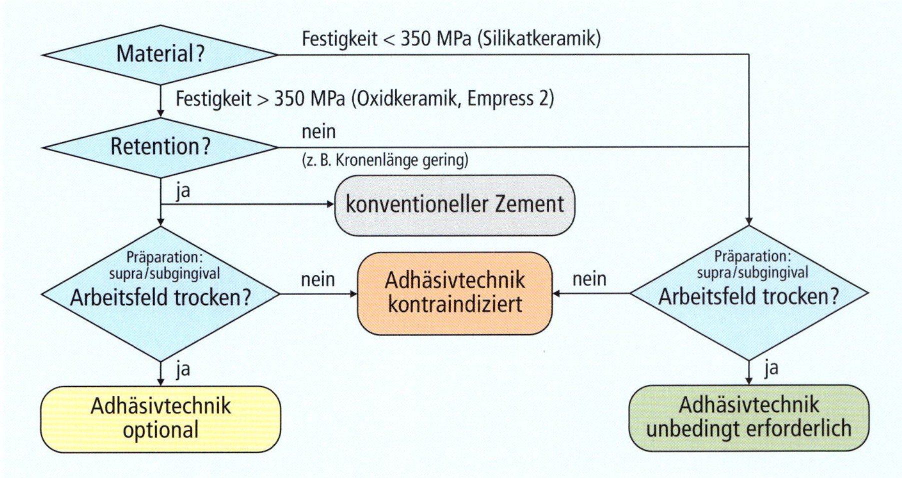

Entscheidungsweg Befestigung: Bei einer Werkstofffestigkeit unter 350 MPa, bei kurzer Kronenlänge und damit reduzierter Retention und wenn die Möglichkeit besteht, das Arbeitsfeld trocken zu halten, dann ist die Adhäsivtechnik angezeigt. Bei einer Keramik-Festigkeit über 350 MPa ist die konventionelle Zementierung – bevorzugt Glasionomerzement – die Methode der Wahl.
Abb.: Kunzelmann

Konventionelle Befestigung

Eine konventionelle Befestigung mit Zinkoxid-Phosphatzement oder Glasionomerzement ist bei allen glasinfiltrierten und dichtgesinterten Oxidkeramiken sowie bei Lithiumdisilikatkeramik möglich, weil diese über eine ausreichend mechanische Festigkeit verfügen.

Zu den Oxidkeramiken zählen die Produkte:

- In-Ceram Alumina, Spinell, Zirconia
- Procera Alumina, In-Ceram AL
- Alle Zirkonoxidkeramiken.

Bei der konventionellen Zementierung sind folgende Schritte einzuhalten:

- Säubern der Stumpfoberfläche
- Trockenlegen
- Innere Keramikoberflächen säubern entfetten
- Anmischen des Zements und Beschichten der inneren Keramikoberflächen

- Einsetzen der Restauration mit sanftem Druck, damit die Zementüberschüsse langsam abfließen können
- Nach der Aushärtung Zementüberschüsse sorgfältig entfernen
- Okklusionskontrolle.

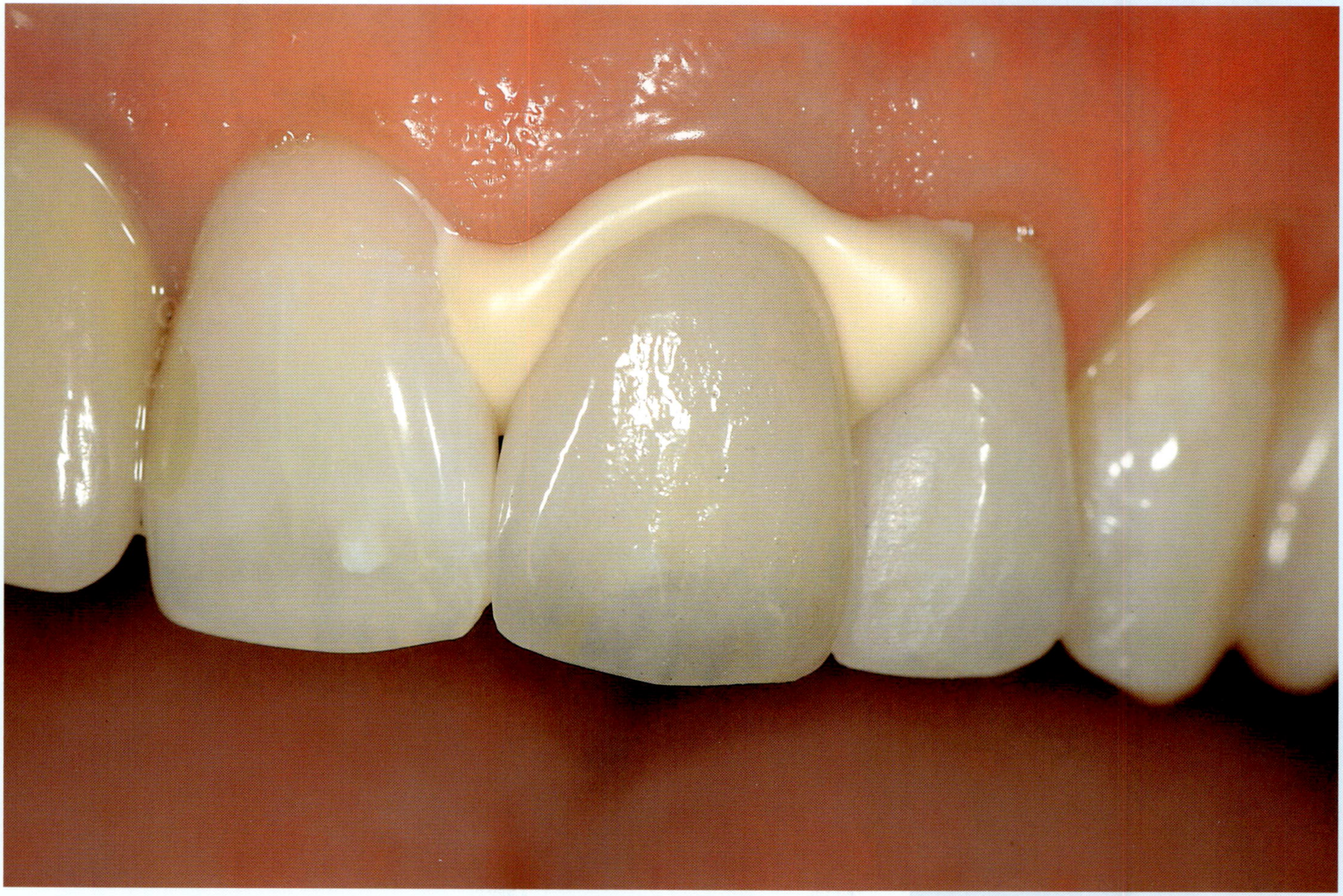

Konventionelle Zementierung einer Procera-Krone mit Glasionomerzement.
Foto: Kunzelmann

Einprobe, Ausarbeitung und Politur

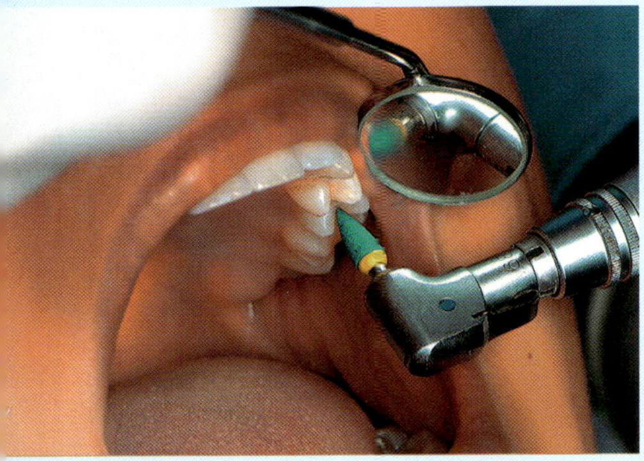

Diamantkorn-gefüllte Polierer glätten die Keramik nach evtl. Okklusionskorrektur.
Foto: Vetter

Bearbeitung vor der Befestigung

Gerüst-Einprobe bei größeren Restaurationen zur Überprüfung der Passung und zur Gewährleistung der gleichmäßigen Schichtdicke für die Verblendkeramik

Überprüfung auch bei funktionellen Bewegungen.

Überprüfung der Konnektorenstärke auch in Relation zur Gingiva.

Korrekturen sind wie folgt durchzuführen:

- Immer unter Wasserkühlung
- Immer mit diamantierten Schleifkörpern (40 µm-Körnung, Finierdiamant)
- Konnektorenstärke nicht verändern
- Wandstärke überprüfen (minimale Werte nicht unterschreiten)
- Überprüfung des Platzangebotes für die Verblendkeramik (auf minimale und maximale Schichtstärken achten).

Einprobe der fertigen Arbeit:

- Prüfung der Approximalkontakte
- Überprüfung der Passgenauigkeit der verblendeten Arbeit
- Überprüfung der Schaukelfreiheit bei Brücken
- Überprüfung der statischen Okklusion
- Überprüfung der dynamische Okklusion und Artikulation
- Überprüfung der Relation zum Weichgewebe
- Farbüberprüfung, evtl. mit Try-in-Pasten.

Falls Schleifkorrekturen an der Verblendkeramik erforderlich sind, ist eine Politur bzw. ein Glanzbrand aus mechanischen und plaque-prophylaktischen Gründen erforderlich. Bei kleineren Korrekturen unbedingt folgende Hinweise beachten.

Extraorale Bearbeitung:

- Immer unter Wasserkühlung
- Immer mit diamantierten Schleifkörpern (Finierdiamant, Feinstkorndiamant)
- Immer abgerundete Kanten erzielen
- Politur mit Aluminiumoxid-beschichteten Scheiben (Soflex) oder diamantkorn-gefüllten Silikonpolierern (Diacera)
- Spezielle Polierpasten auf Filzträgern (Vorsicht Überhitzungsgefahr, geringe Drehzahl).

Befestigung mit konventionellen Zementen oder Befestigung mit Kompositen:

- Reinigung der Kroneninnenseiten
- Werkstoffabhängige Konditionierung der Innenflächen der Kronen.

Befestigung:

- Bei Befestigung mit licht- oder dualhärtenden Kompositen: Auf materialspezifische Besonderheiten achten.

Lichtgeräte:

Die Transluzenz der verwendeten Keramik beachten. Für die Dauer der Lichtpolymersiation die Herstellerangaben unbedingt beachten.

Halogen-Geräte:

Lichtleistung regelmäßig überprüfen (> 400 mW / cm^2), Überhitzung am Austrittsfenster vermeiden.

Plasma-Lampen:

Kompatibilität mit dem Befestigungskomposit überprüfen.

LED-Geräte:

Leistungsunterschiede der Geräte beachten, deshalb ist Überprüfung der angegebenen Lichtleistung empfehlenswert. Hitzeeinwirkung ist leistungsabhängig. Teilweise kabellose Verwendung möglich. Kein Leistungsabfall.

Intraorale Bearbeitung:

Falls nach Eingliederung eine Bearbeitung notwendig ist. Bitte berücksichtigen, dass bei Bearbeitung der Ränder sowohl Zahnhartsubstanz, Befestigungsmaterial als auch Keramik bearbeitet wird.

- Immer unter Wasserkühlung
- Immer mit diamantierten Schleifkörpern (Finierdiamant, Feinstkorndiamant)
- Immer abgerundete Kanten erzielen
- Politur mit Aluminiumoxid-beschichtete Scheiben (Soflex) oder diamantkorn-gefüllte Silikonpolierer (Diacera) verwenden
- Spezielle Polierpasten (Vorsicht Überhitzungsgefahr, geringe Drehzahl).

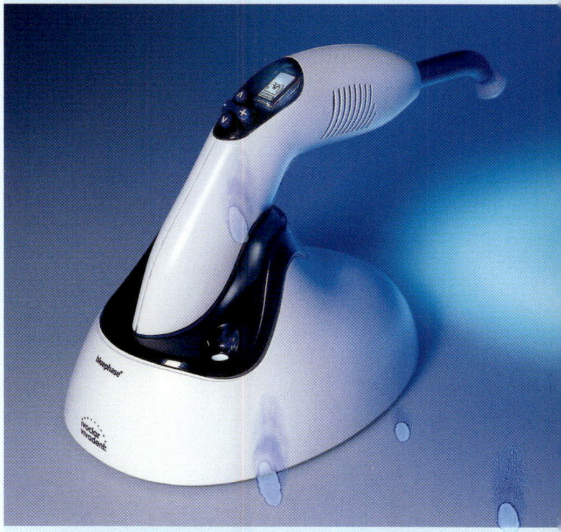

Bei Hochleistungs-LED Geräten reduziert sich die Polymerisationszeit für lichhärtende Befestigungskomposite deutlich.
Abb. Ivoclar-Vivadent

12.

Entfernen von vollkeramischen Restaurationen

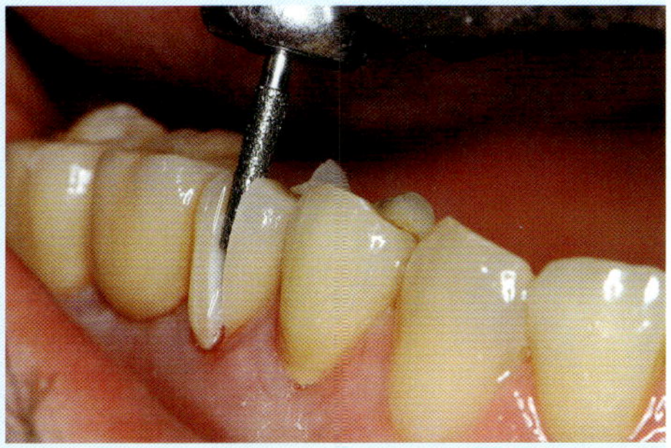

Schlitzen einer vollkeramischen Brücke mit Zirkoniumdioxidgerüst: Mit einem neuen Schwarzringdiamanten ist problemlose Entfernung möglich. Immer mit Wasserkühlung arbeiten!
Foto: Pospiech

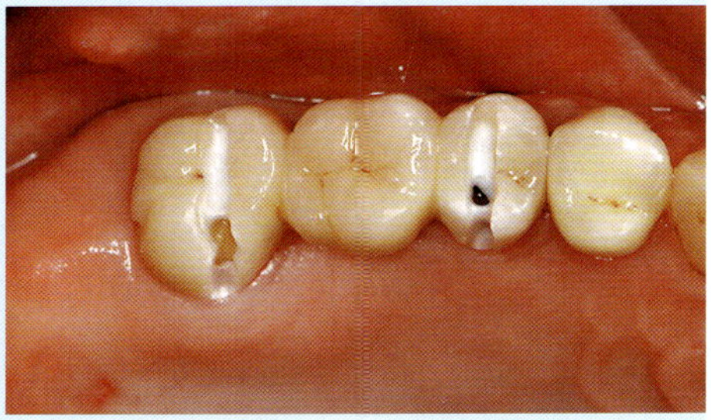

Es empfiehlt sich die Schlitzung im gesamten Bereich der Krone, um eine schnelle Vorgehensweise zu erreichen. Bei reinen Silikatkeramiken reicht zur Spaltung die Schlitzung auf einer Seite und okklusal.
Foto: Pospiech

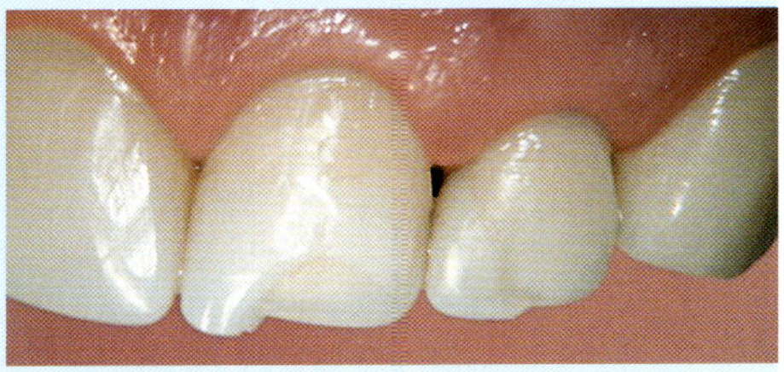

Verblendfraktur im FZ.
Foto: 3M Espe

Zur Entfernung vollkeramischer Restaurationen müssen Diamantinstrumente verwendet werden. Hartmetallinstrumente sind nicht geeignet.

Entfernung von adhäsiv befestigten Teilrestaurationen

Bei diesen Restaurationen besteht die Problematik, dass bei dem notwendigen nassen Schleifen der Übergang zwischen Restauration, Kompositbefestigungswerkstoff und Zahn oft nur schwer zu differenzieren ist. Da man nicht unnötig tief in die Zahnsubstanz eindringen will, ist intermittierendes Stoppen und Trockenblasen hilfreich. Am Schmelz ist der Haftverbund in der Regel so gut, dass im Grunde die gesamte Restauration herausgeschliffen werden muss, während sich dentinbegrenzte Anteile auch schon von selbst lösen.

Empfehlung: Normal gekörnter Diamantschleifer (105 – 124 µm) in Walzenform.

Entfernung von konventionell zementierten Kronen,Brücken und Teleskopen

Hier ist eine ähnliche Vorgehensweise wie bei metallgestützten Restaurationen möglich. Bei Silikatkeramikrestaurationen kann die Krone auf der Seite mit dem besten Zugang von marginal bis okklusal geschlitzt werden. Mit einem Hebel ist sie dann spalt- und entfernbar. Bei Oxidkeramiken muss die Krone in toto geschlitzt werden. Erst dann ist sie gut entfernbar. Empfehlenswert ist ein Diamaninstrument mit gröbster Körnung (Grünring, Schwarzring oder spezielle Zirkonschleifer) und guter Kühlung.

Trepanationen

Zum Anlegen einer Trepanationsöffnung muss die grobgekörnte Diamant-Walze quer angelegt werden. Nachdem die Öffnung angelegt ist, kann konventionell weiter gearbeitet werden.

13.

Intraorale Keramikreparatur

Reparatur von Verblendkeramik

Abplatzungen von Verblendungen sind ein bekanntes Problem. Grund sind Fehlstellen innerhalb der Verblendstruktur durch Mikrorisse oder Mikroporen, aber auch eine unzureichende Unterstützung der Verblendkeramik durch die Gerüstform kann zu Abplatzungen führen.

Intraorale Keramikreparatur

Die intraorale Reparatur erfolgt, wie rechts dargestellt, vorzugsweise unter Kofferdam-Anwendung und unterscheidet sich zwischen Oxidkeramikgerüsten und Metallgerüsten nur durch das zusätzliche Aufbringen eines Opakers nach der Silanisierung des Metalls zur optischen Abdeckung. Ist keine Kofferdam-Anwendung möglich, hat sich folgendes Vorgehen bewährt:

- Alginatanformung der beschädigten Restauration
- Labortechnische Herstellung einer transparenten Tiefziehfolie aus Polyäthylenbasis (0,5 x 125 mm)
- Selektive Perforation der Folie im Defektbereich der Verblendung
- Einbringen eines ungetränkten Retraktionsfadens an dem zu reparierenden Pfeilerzahn
- Zuschneiden und Anlegen der Tiefziehfolie im Mund zum Schutz der Nachbarzähne während der tribochemischen Beschichtung
- Intraorales Reinigen und Silikatisieren (Rocatec 33 µm oder 110 µm) in 5 Sprühstößen bis zur gleichmäßigen Anrauung. Strahldüseabstand 10 mm senkrecht zur Oberfläche. Patient sollte für einige Sekunden die Luft anhalten
- Vorsichtiges Entfernen der Schutzfolie, Beseitigen verbliebener Strahlgutteile durch Luftbläser (ohne Wasser)
- Silanisieren des Defektbereichs durch Auftragen einer leicht flüchtigen Silan-Lösung (Monobond S, Ivoclar-Vivadent, 3M Espe Sil)
- Nach 60 Sek. Einwirkung Trocknen mit Luftbläser
- Schichtweiser Aufbau der frakturierten Facettenteile mit einem lichthärtenden Feinpartikel-Hybridkomposit
- Nach Lichthärtung Ausarbeitung mit Arkansassteinen, Vorpolitur mit Gummierern, Endpolitur mit Bürstchen. Übergänge zur bestehenden Restauration mit Polierscheiben bearbeiten (Soflex 3M Espe).

Grundsätzlich besteht auch die Möglichkeit, die Reparatur im indirekten Verfahren vorzunehmen. Hier wird der defekte Verblendbereich einer definitiv eingegliederten Restauration nach den Richtlinien für keramische Veneers präpariert und abgeformt. Eine laborgefertigte, glaskeramische Schale wird mit Fluorwasserstoffsäure extraoral angeätzt und silanisiert. Die Konditionierung des Defektareals geschieht nach der oben beschriebenen Methode. Zur adhäsiven Befestigung wird ein lichthärtendes, niedrigvisköses Komposit verwendet.

Die Vorteile der indirekten Methode liegen in der Erzielung einer besseren Ästhetik, einer geringeren Neigung zu Verfärbungen sowie in der höheren Festigkeit.

Es ist zu beachten, dass die primäre Ursache für die Abplatzung der Verblendung – z. B. die Unterdimensionierung des Gerüsts – durch die Reparatur nicht beseitigt wird.

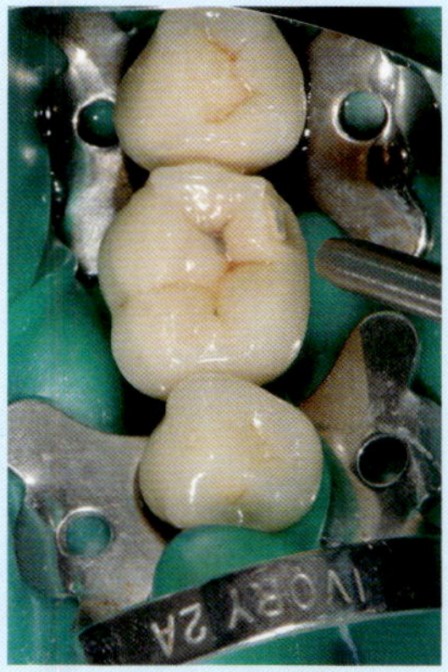

Silikatisieren einer frakturierten Keramikverblendung mit freiliegendem Metallgerüst.

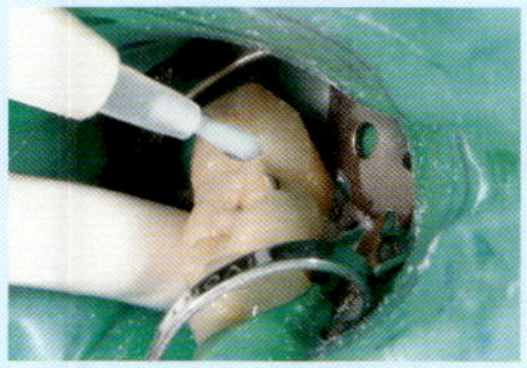

Intraorales silanisieren.

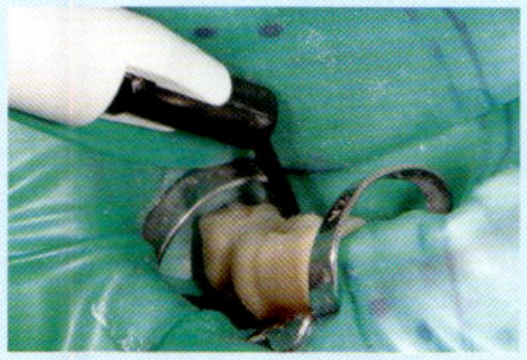

Auftrag Füllungskomposit.

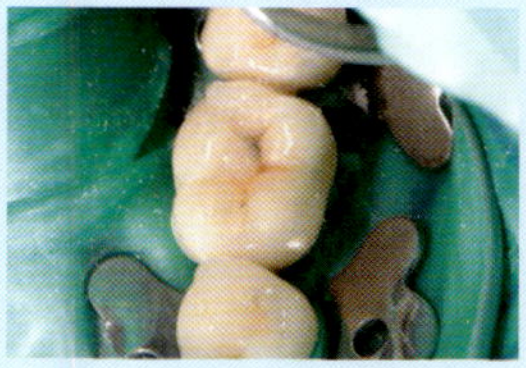

Reparatur fertiggestellt.
Alle Fotos: Kern

Argumentation für Vollkeramik

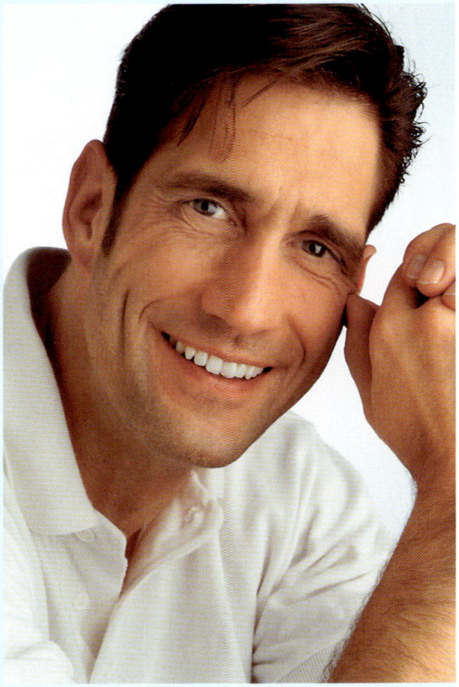

Zahnärzte, die vollkeramisch restaurieren, bieten ihren Patienten eine ästhetische Therapielösung mit hoher biologischer Verträglichkeit
Foto: AG Keramik

Die Behandlung mit Vollkeramik bietet Zahnarzt, Zahntechniker und Patient verschiedene Nutzen, die hier dargestellt sind.

Zahnarzt

Die Behandlung mit Vollkeramik bietet Zahnarzt, Zahntechniker und dem Patienten verschiedene Nutzen.

Praxiskonzept: Mit der Vollkeramik bietet die Praxis dem Patienten ein Behandlungskonzept, das ästhetische und biologische Vorteile enthält. Bei intensiver Anwendung entsteht daraus ein Praxisschwerpunkt, der geeignet ist, sich bei den Patienten von der gängigen Metallrestauration und VMK-Technik zu differenzieren.

Metallfrei: Patienten, die auf metallfreie Restaurationen Wert legen, erhalten mit Vollkeramik eine gleichwertige Substitution.

Biologisch verträglich: Patienten, die Unverträglichkeiten und Sensibilitäten gegen Metall haben oder mit entspr. Empfehlungen zu Alternativwerkstoffen vom Dermatologen, Allergologen oder Naturheilmediziner kommen, finden in der Vollkeramik einen gewebeverträglichen Werkstoff.

Ästhetik: Vollkeramik hat Farb- und Lichtbrechungseigenschaften wie der natürliche Schmelz. Kronenränder bleiben unsichtbar, auch bei atrophierter Gingiva.

Werkstoff: Abhängig von der Indikation stehen unterschiedliche Keramikwerkstoffe mit verschiedenen Eigenschaften zur Verfügung.

Präparation: Bei einer systematischen Präparationstechnik enthält die Vollkeramik keinen zeitlichen Mehraufwand gegenüber der VMK-Technik.

Substanzschonung: Mit der Adhäsionstechnik lässt sich Zahnsubstanz schonen, besonders bei Teilkronen. Ferner ist bei adhäsiver Versorgung keine Retentionsform notwendig, die sonst die Zahnhartsubstanz deutlich schwächen könnte.

Befestigung: Die Adhäsivtechnik trägt zur Stabilität der Restauration bei, sofern im Schmelz geklebt werden kann. Oxidkeramiken können aufgrund der Eigenstabilität konventionell befestigt werden.

Dentinadhäsiv: Die Verwendung von Dentinadhäsiv reduziert die Aufbissempfindlichkeit und das Misserfolgsrisiko. Aufgrund der Pulpenverträglichkeit treten endodontische Komplikationen seltener auf. (IJCD 2006; 9: 11-22).

Klinische Sicherheit: Für die Füllungstherapie liegen Langfristdaten mit Überlebenswahrscheinlichkeiten von 90 Prozent und höher vor. Kronen, über 6 Jahre kontrolliert, zeigen Haltbarkeitsdaten, die Metallkronen entsprechen. Brücken bis zu 3 Gliedern haben sich innerhalb 5 Jahren bewährt. Seitenzahnbrücken aus ZrO_2-Keramik zeigen nach 6 Jahren keine Gerüstfrakturen.

Gewährleistung: Erfahrungen der Industrie und aus Dentallabors zeigen, dass bei bestimmungsgemäßem Einsatz der Vollkeramik dem Patienten eine mehrjährige Garantie auf die Vollkeramik-Versorgung gegeben werden kann. Die Frakturstatistiken zeigen eine Mängelquote, die deutlich unter 1 Prozent pro Jahr liegt.

Zahntechniker

Know-how: Die Investition in die Vollkeramik bedeutet, dass sich das Labor in neue Technologien einarbeitet und seine Mitarbeiter qualifiziert. Damit können den Praxen neue Verfahren der vollkeramischen Versorgung angeboten werden.

Labor-Profil: Die Spezialisierung auf Vollkeramik verschafft dem Labor einen Wettbewerbsvorsprung. Dies kann sich auch überregional auswirken.

Technologie: Bei geschickter Kombination verschiedener Vollkeramik-Verarbeitungstechniken kann das Labor die Bandbreite seiner Leistungen ausweiten.

Patienten

Ästhetik: Die farbliche Harmonie und das Zusammenspiel mit den natürlichen Zähnen ist ein wichtiges Kriterium für das Aussehen. Dunkelverfärbte Kronenränder gehören der Vergangenheit an.

Biologische Verträglichkeit: Keramik passt eher zur physiologischen Struktur des Menschen – Metall ist nur eine minderwertige Substitution. Die chemische Unlöslichkeit der Keramik verhindert Interaktionen mit dem Gewebe. Dermatologen und Allergologen raten sensiblen Patienten zu chemisch unlöslichen Werkstoffen für die Zahnrestauration.

Wirtschaftlichkeit: Über den Beobachtungszeitraum von 15 Jahren – der angenommenen und klinisch belegbaren Mindesthaltbarkeit einer keramischen Einlagefüllung – entstehen bei Kompositfüllungen kumuliert höhere Kosten. Die Kunststofffüllung hat neben Verfärbungen eine deutlich geringere Haltbarkeit, und bei der Erneuerung wird jeweils durch die Präparation neue Zahnsubstanz geopfert. Am Ende steht meist eine Krone, um den Zahn zu stabilisieren. Dadurch entstehen Jahreskosten von 50,– Euro (inkl. Anschluss-Krone); für das dauerhafte Keramik-Inlay sind über den Haltbarkeitszeitraum nur 33,– Euro p. a. aufzubringen.

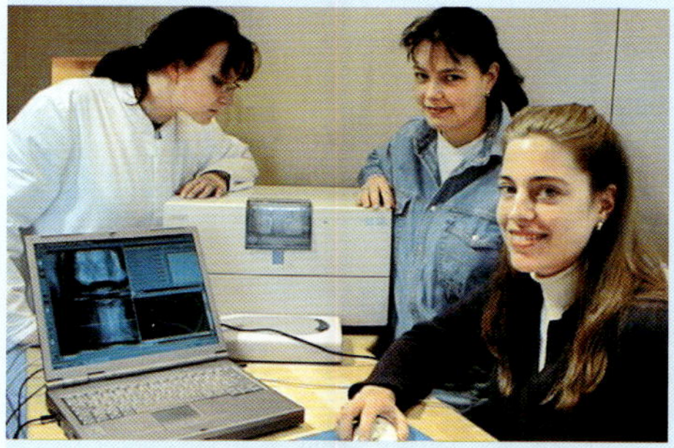

CAD/CAM-Technik bietet dem zahntechnischen Labor reproduzierbare Ergebnisse und das Potenzial für Kosteneinsparungen.
Foto: Reichel

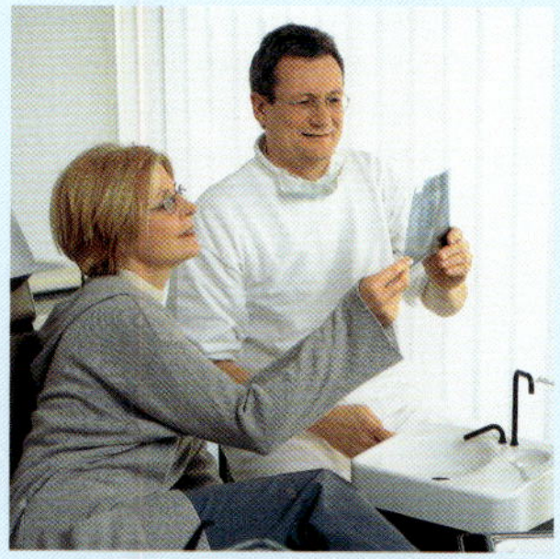

Patienten schätzen eine ausführliche Beratung ...
Foto: ProDente

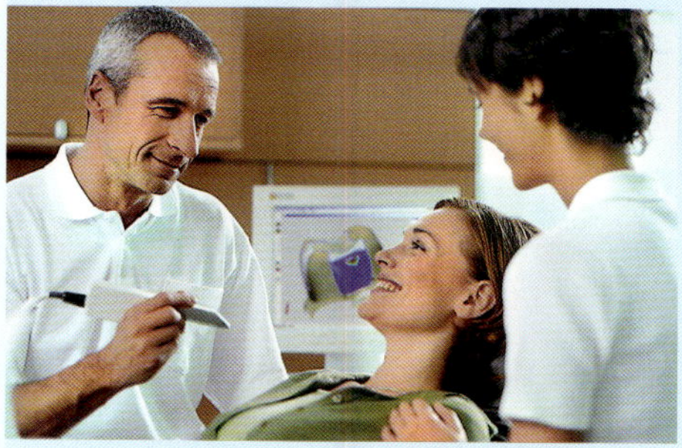

... und komfortable Behandlung.
Foto: Sirona

Studien- und Klinische Ergebnisse

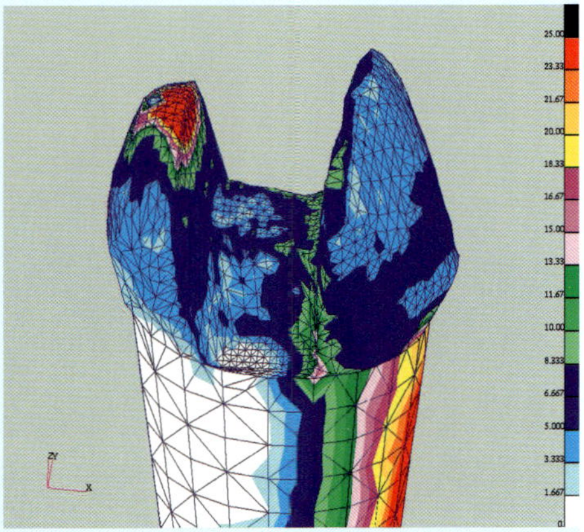

In vitro-Testungen wie die Finite Elemente-Prüfung belegen die hohe Widerstandsfähigkeit des Keramikinlays unter Belastung. Die Restauration nimmt die Kaubelastung auf und stabilisiert die geschwächte Restzahnsubstanz.
Abb.: Mehl

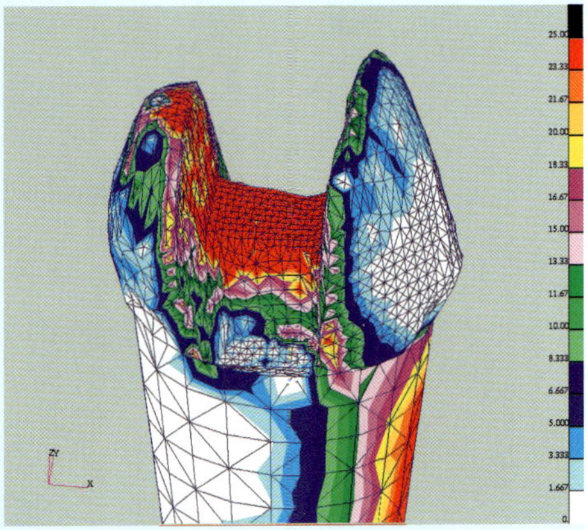

Im Vergleich dazu leitet im Falle geringer Restwandstärken das Kompositinlay aufgrund des niedrigen E-Moduls die Kaudruckbelastung direkt an den Restzahn weiter (Füllung wurde ausgeblendet). Die Spannungen sind am Kavitätenboden zur Höckerwand als stressbelasteter Bereich (rot) sichtbar.
Abb.: Mehl

Die klinischen Erfahrungen zur Langzeitbewährung vollkeramischer Restaurationen sind ein wesentliches Kriterium bei der Einschätzung der angezeigten Therapielösung. Das Verhalten des Patienten hinsichtlich Kaumechanismus und Mundhygiene, die Ausbreitung des kariösen Defekts, bestehende Rezidive, die Werkstoffwahl, die Art der Präparations- und Befestigungstechnik – alle diese Faktoren spielen beim längerfristigen, klinischen Ergebnis der Restauration eine Rolle.

Seit einigen Jahren stellen Universitäten, Institute, aber auch engagierte Praktiker der Fachwelt klinische Daten zur Überlebenswahrscheinlichkeit vollkeramischer Restaurationen zur Verfügung, so dass heute eine gepflegte Datenbasis besteht, die sehr differenzierte Aussagen enthält. Nachstehend die wichtigsten Daten zur Langzeitbewährung verschiedener Restaurationsarten.

Klinische Überlebensraten nach Kaplan-Meier

Versorgung	Keramik	Liegedauer [Jahre]	Überlebensrate Kaplan-Meier [%]	Autoren
Einlagefüllung	Silikat	18	84,6	Reiss
Einlagefüllung, TKr	Silikat	9	95,5	Posselt, Kerschbaum
Einlagefüllung	Silikat	10	90	Kern
Einlagefüllung	Silikat	5	96,2	Pröbster
Veneers	Silikat	9,5	94	Wiedhahn
Veneers	Silikat	5	96,2	Pröbster
Krone	Feldspat	5	94	Bindl, Mörmann
Krone	Lithiumdisilikat	5	90,2	Edelhoff
Krone	Silikat	4	98	Edelhoff
Krone	Oxid infiltriert	6	98,9	Segal
Krone	Oxid infiltriert	6	95	Rinke, Hüls
Krone	Oxid infiltriert	6	97,9	Pröbster
Krone	Oxid Al_2O_3	10	93,5	Odman
Adhäsivbrücke 1 fl.	Oxid infiltriert	8	90	Kern
Inlay-Brücke	Lithiumdisilikat	2	100	Edelhoff
Inlay-Brücke	Lithiumdisilikat	4	89	Wolfart, Kern
Brücke 3 gl. FZ	Lithiumdisilikat	3	100	Edelhoff
Brücke 3 gl.	Oxid infiltriert	4	94,4	Tinschert
Brücke 3 gl. SZ	Oxid infiltriert	10	83	Olsson
Brücke 3 gl. FZ	Oxid infiltriert	5	93	Olsson
Brücke 3 gl.	Zirkonoxid	4	100	Tinschert
Brücke 3 gl.	Zirkonoxid	4	100	Pospiech
Brücke 4 gl.	Zirkonoxid	3	100	Sturzenegger
Brücke 4 gl.	Zirkonoxid	2	100	Tinschert
Brücke 5 gl. u.m.	Zirkonoxid	3	100	Tinschert

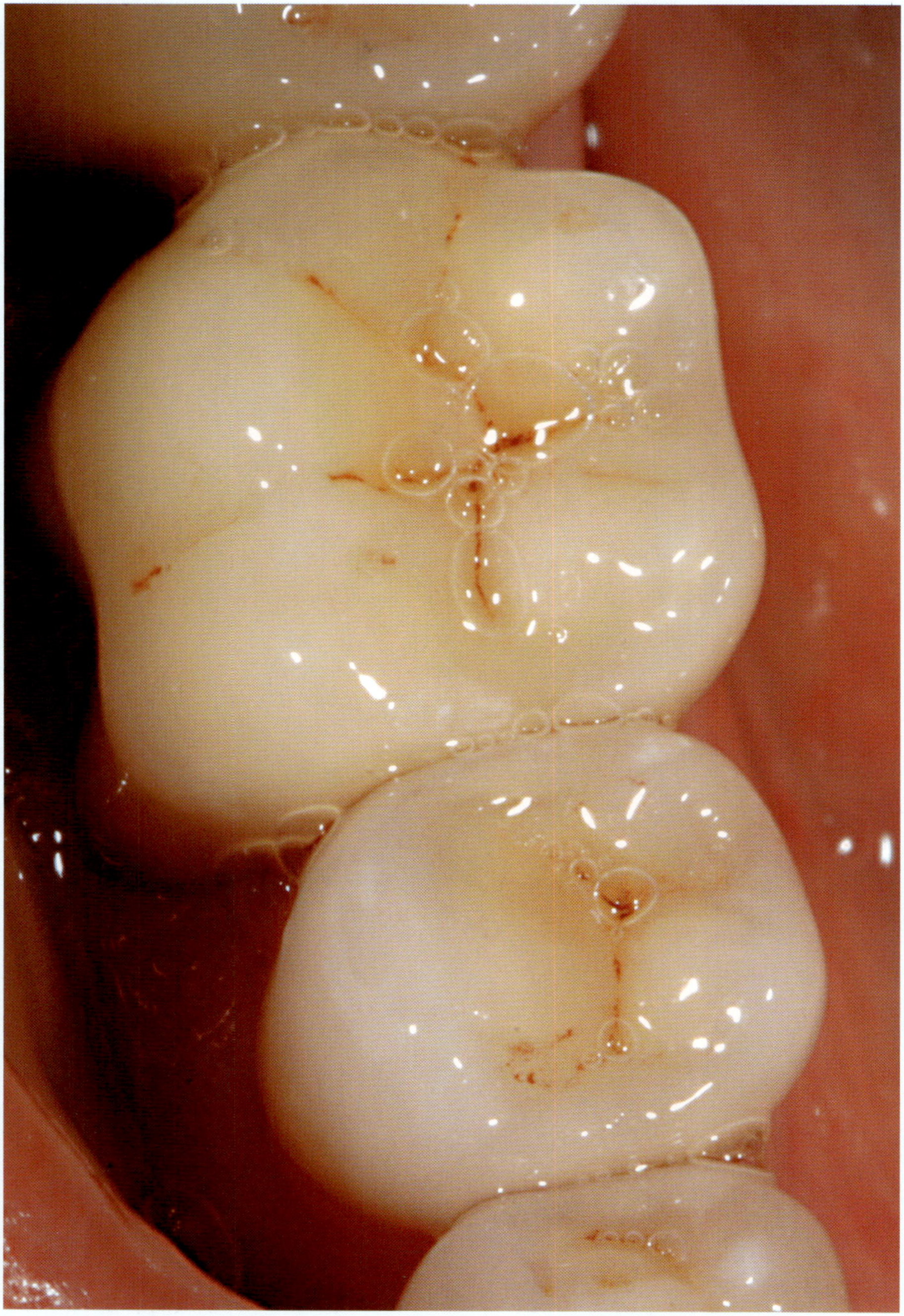

Klinisch bewährt: Vollkeramikkronen, konventionell zementiert, 7 Jahre in situ.
Foto: Schunke

Studien- und Klinische Ergebnisse

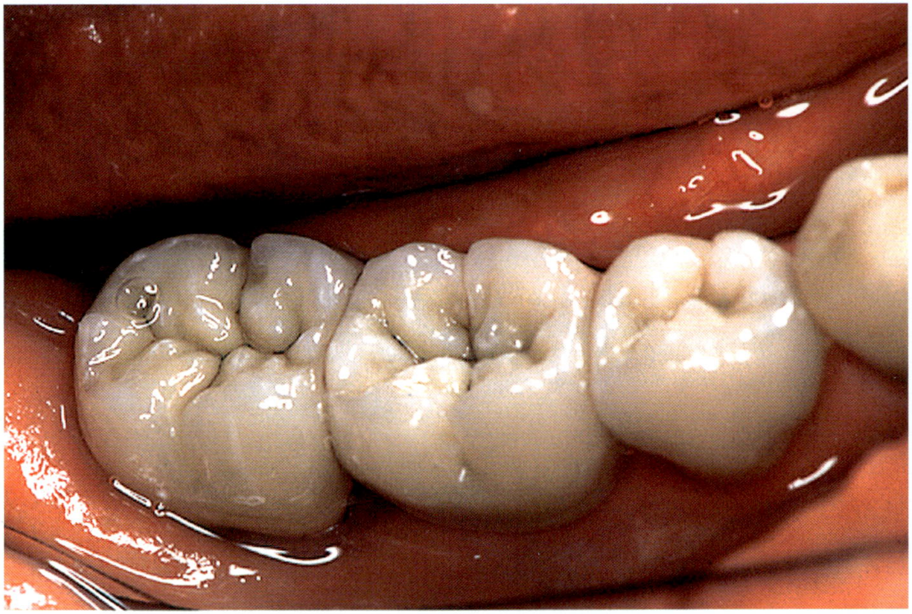

Klinisch bewährt: 3gliedrige Seitenzahnbrücke mit Lava-Gerüst. 5 Jahre in situ.
Foto: Pospiech

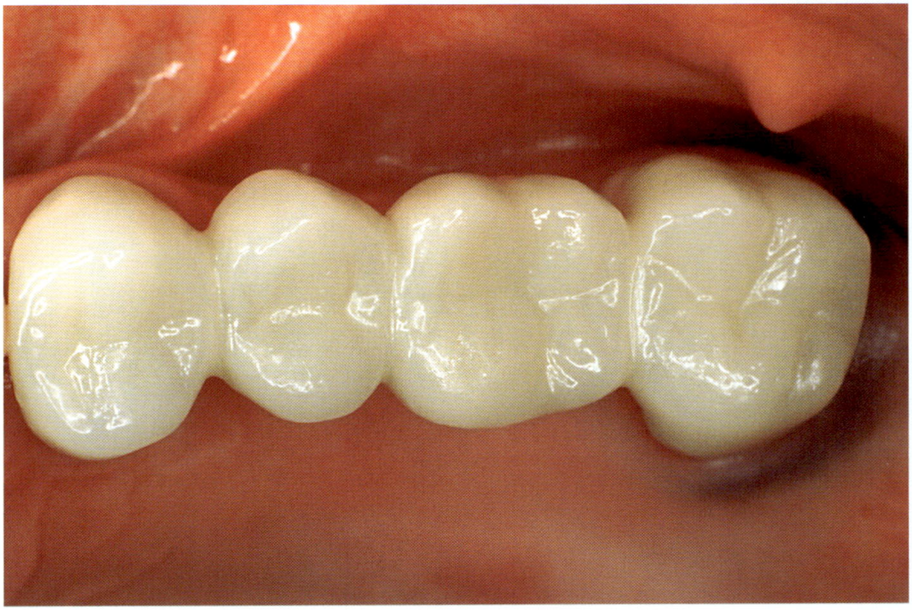

Klinisch bewährt:
4gliedrige Seitenzahnbrücke auf ZrO_2-Gerüst, mit 2 freitragenden Zwischengliedern, 4 Jahre in situ.
Foto: Groten

Einteilung nach Herstellverfahren

Zur Herstellung von Keramikrestaurationen sind derzeit folgende Verfahren von Bedeutung:

Keramikschichttechnik

Diese ist bekannt aus der Metallkeramiktechnik (VitaVM 7, Mirage, Optec, Duceram u.a.). Die Keramik-Pulvermassen werden dabei auf feuerfesten Duplikatstümpfen individuell geschichtet und im Keramikofen bei 900 °C gesintert.

Heißumformung

Analog zum Metallguss werden die Restaurationen zunächst in Wachs modelliert und eingebettet. Durch die Wachsaustreibung im Vorwärmeofen wird eine Hohlform erzeugt. Anschließend werden in einem Heißpressverfahren industriell vorgesinterte Keramik-Rohlingen ca. 1000 °C erhitzt und in einem plastischen Zustand in die Hohlform gepresst (Presskeramik).

Manuelles Kopierschleifen

Restaurationsmodelle aus Kunststoff werden taktil abgetastet. Die Form wird synchron in ein Kopierschleifgerät überführt; dort wird die Restauration aus Keramikrohlingen ausgeschliffen (Celay, Steger-System).

Schlickertechnik

Aluminiumoxid-Pulver wird als wässrige Suspension auf einen feuerfesten Stumpf aufgetragen und die Restauration modelliert. Im Keramikofen wird das Objekt bei ca. 1120 °C porös gesintert. Anschließend wird das poröse Sintergerüst mit Lanthanglas infiltriert. Dadurch erhält der Werkstoff seine Endfestigkeit (VITA In-Ceram Spinell, Alumina und Zirconia).

Computergestützte Herstellung

Hier gelangen industriell vorgefertigte Keramikblöcke (Blanks, Blocs) zur Anwendung. Die Restauration wird von computergesteuerten Fräsautomaten ausgeschliffen. Zur Gewinnung der Messdaten für die Konstruktion und für das Fräsprogramm wird über eine Triangulationskamera die Präparation im Mund aufgenommen. Bei einer anderen Messtechnik wird optisch (Laser, Weißlicht) oder taktil das Gipsmodell des Zahnkranzes extraoral abgetastet. Auf dem Bildschirm wird die virtuelle Restauration konstruiert (CAD). Der verbundene Fräsautomat schleift aus dem Keramikrohling die Restauration (CAM) mit einer Toleranz von 50 – 80 µm. Je nach Art der gewählten Keramikblocks muss die Keramik durch Sintern noch verfestigt werden.

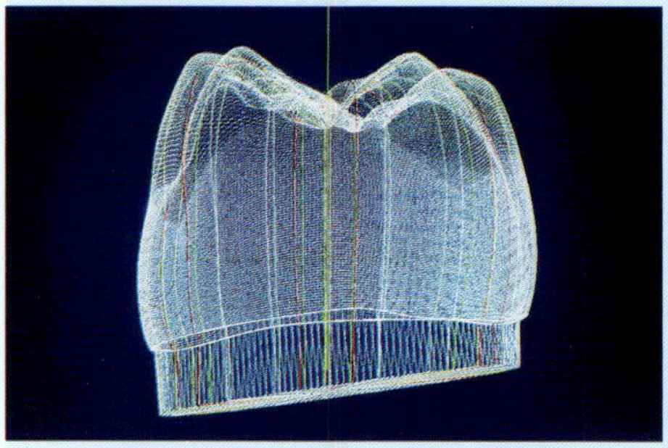

CAD/CAM-gestützte Verarbeitung senkt die Fehlerquote rapide. Im Zahntechniklabor ermöglicht die Digitaltechnik reproduzierbare Arbeitsprozesse und hat den Einsatz von Hochleistungskeramiken erschlossen.
Abb. Kohlbach

Silikatkeramiken und Lithiumdisilikat-Keramiken

Silikatkeramiken wie Feldspat- und Glaskeramiken werden aus Quarz, Kaolin und Feldspat in einer Glasschmelze hergestellt. Durch Wärmehandlung und kristallkeimbildende Zusätze entsteht die Glas- oder Silikatkeramik. Bei Silikatkeramiken wie z. B. VitaVM 7, Biodent Inlaykeramik, Optec, Empress 1 wird die Verfestigung der Keramik durch feinverteilte Leuzit- und Feldspatkristalle erreicht. Allerdings endet die Biegefestigkeit bei 100 MPa. Die Opazität und die Transparenz lassen sich mit Hilfe von mineralischen Zusätzen gezielt steuern und so natürliche Zahnfarben gewinnen, die auch bei unterschiedlicher Lichteinwirkung (Kunstlicht, Tageslicht, UV-Discolicht) ein identisches Reflexionsvermögen wie der natürliche Zahn besitzen.

Durch Lithium und andere Zusätze werden die physikalischen Eigenschaften der Glaskeramiken zusätzlich optimiert und man gewinnt Festigkeitswerte bis 450 MPa. Hierbei werden die Keramiken in industriellen Verarbeitungsprozessen zu Rohlingen geformt, die im zahntechnischen Labor durch Heißpressen weiterverarbeitet werden. Diese hochfesten Lithiumdisilikatkeramiken verfügen nur über eine beschränkte Opazität; deshalb finden sie nur als Gerüstkeramik Verwendung. Zur Erzielung der gewünschten Zahnästhetik werden den Gerüsten Glaskeramiken aufgebrannt.

Die Besonderheit der industriell vorproduzierten Keramikkörper liegen darin, dass sie dimensionstreu weiterverarbeitet werden können. Im Keramikkörper finden keine Schrumpfungsprozesse bei der Weiterverarbeitung statt. Dadurch können sehr präzise Restaurationen hergestellt werden.

Bei Restaurationen aus Silikatkeramik ist die adhäsive Befestigung erforderlich, um einen kraftschlüssigen Verbund am Zahn zu initiieren. Wenn genügend konditionierbare Zahnhartsubstanz zur Verfügung steht, können mit hinreichender klinischer Sicherheit Inlays, Onlays, Teilkronen, Veneers und Einzelkronen eingliedert werden.

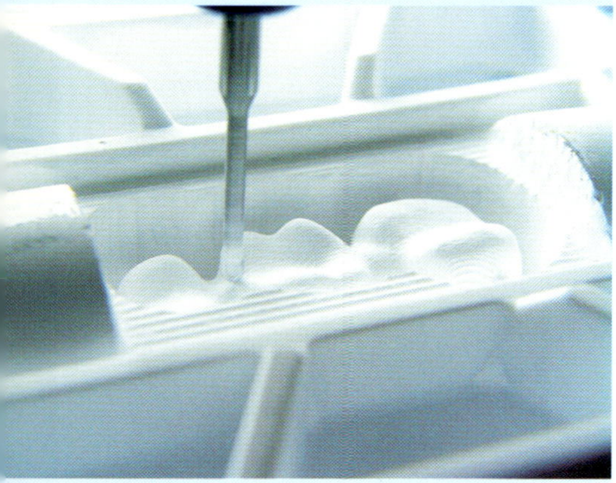

Hochleistungskeramiken werden computerunterstützt ausgefräst.
Foto: 3M Espe/Langner

Glasinfiltrierte Oxidkeramiken

Chemisch bestehen Oxidkeramiken aus Aluminiumoxid, Zirkonoxid, Magnesiumoxid und Mischungen dieser Verbindungen. Man unterscheidet die glasinfiltrierten von den polykristallinen Oxidkeramiken (siehe unten). Glasinfiltrierte Oxidkeramiken bestehen meist aus Gerüstwerkstoffen auf Basis von Aluminiumoxid, die anschließend zur Festigkeitssteigerung mit Glas (Lanthanglas) infiltriert werden (z. B. In-Ceram Alumina, In-Ceram Zirconia, Wolceram), geeignet für Kronen- und Brückengerüste. Dem gebenüber stehen die polykristallinen Oxidkeramiken, die keinen Glasanteil aufweisen, wie z. B. In-Ceram AL Aluminiumoxidkeramik.

Polykristalline Oxidkeramiken – Hochleistungskeramiken

Hochleistungskeramiken auf der Basis von Oxidkeramiken entstehen dadurch, dass sie mit Borid, Carbid, Nitrid, Silicid, Titanat, Yttrium veredelt werden, um bestimmte Eigenschaften für extreme mechanische, thermische und korrosive Beanspruchungen zu erzielen. Der medizinische Einsatz von Keramik aus hochverdichtetem Aluminiumoxid und Zirkonoxid hatte sich zuerst in der Hüftgelenksimplantologie als Knochenersatzmaterial etabliert. Vor einigen Jahren begannen die Versuche, Zirkonoxid in der Zahnprothetik aufgrund der hohen initialen Festigkeit und Langzeitstabilität für Kronen und Brücken zu nutzen. Zirkonoxid (auch Zirkoniumdioxid genannt, Kurzzeichen ZrO_2) ist chemisch eine unlösliche Verbindung, die von Säuren und Laugen nicht angegriffen wird. Hergestellt aus Zirkonsand ($ZrSiO_4$, Alvit), Zirkonerde (ZrO_2, Baddeleyit, Brasilit), durchläuft es beim Abkühlen aus der Schmelze bis zur Raumtemperatur mehrere kristallografische Veränderungen. Der Schmelzpunkt von Zirkonoxid liegt bei 2715 °C. Bei 2706 °C kristallisiert die kubische Phase, die sich bei 2370 °C in die tetragonale und diese dann bei 1163 °C in die monokline Phase umwandelt. Beim Abkühlen tritt beim tetragonal-monoklinen Phasenübergang eine starke Volumenzunahme auf, die zur Rissbildung in der Struktur führen kann. Durch gezielte Zugabe von ca. 5 Gewichtsprozent Yttriumoxid ($Y2O_3$) wird diese Phase stabilisiert. Der Zusatz von 0,2 bis 1 Prozent Aluminiumoxid verbessert die Korrosions- und Alterungsbeständigkeit des Werkstoffs.

Die dentalen Hochleistungs-Zirkonoxidkeramiken unterscheiden sich vor allem durch den Herstellungsprozess und durch die Verarbeitung. Dem Sintervorgang kommt dabei besondere Bedeutung zu, da er die Kristallbildungen und Gefügestrukturen beeinflusst und damit mehr oder weniger homogene und gefügefehlerfreie Materialien liefert. Besonders aufwändig ist der Herstellungsprozess von HIP-Zirkonoxid, bei dem neben mehrtägigen Sinterprozessen zum Abschluss ein Nachvergüten unter hohem Druck von über 1000 bar stattfindet (HIP: Hot Isostatic Pressing). Resultat ist ein sehr homogenes, festes Material. Dem gegenüber stehen vorgesinterte Zirkonoxidblöcken (Weißkörper), die einen Verdichtungsgrad von 55 bis 70 Prozent aufweisen und deshalb wesentlich einfacher gefräst werden können. Nach der subtraktiven Formgebung im Dentallabor ist bei der darauffolgenden Sinterung mit einer Schwindung linear bis zu 20 Prozent zu rechnen. Deshalb werden beim subtraktiven Ausfräsen die Teile überdimensioniert herausgearbeitet; bei der anschließenden Sinterung schrumpft der Werkstoff wieder auf Modellgröße zurück. Der Vorteil bei diesem Vorgehen ist, dass eventuell durch den Fräsprozess induzierte Risse oder Oberflächendefekte durch den Sintervorgang wieder zum großen Teil verschlossen werden. Die endgültige Biegefestigkeit von HIP-Zirkonoxid und laborgesintertem Zirkonoxid liegt nach dem Ausschleifen der Restauration auf gleichem Niveau.

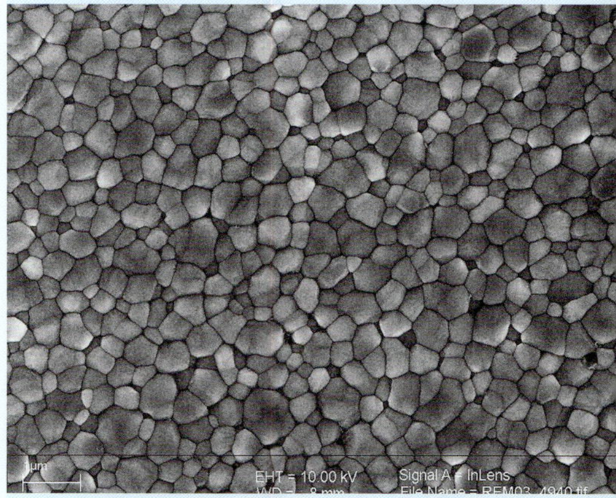

Zirkonoxidkeramik nach dem Dichsintern. Die Oberfläche der Probe wurde thermisch geätzt, um die Konstruktur sichtbar zu machen. Partikelgröße 500 Nanometer.
REM-Foto: Metoxit

Keramik- und CAD/CAM-Systeme

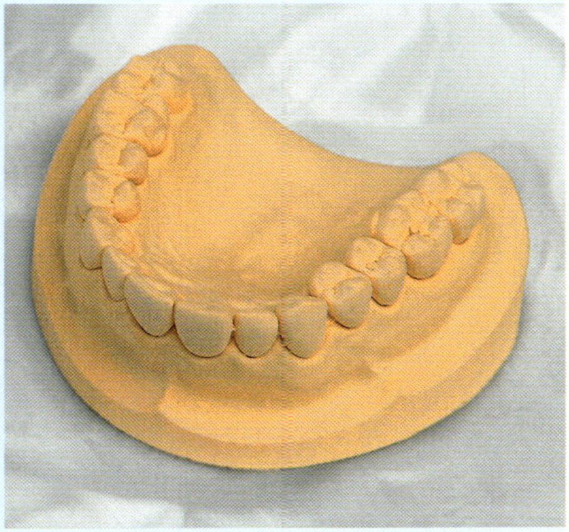

„Scanner-lesbares" Modell aus Hartgips. Einfärbung und Oberflächenstruktur ist ohne Weißpudern für die lichtoptische, elektronische Abtastung geeignet.
Foto: Dentona

In jedem keramischen Werkstoff liegen herstellungsbedingt Mikrorisse vor oder werden während der Bearbeitung im zahntechnischen Labor oder durch die zyklische Kaudruckbelastung initiiert. Im wässrigen Mundmilieu wird das Risswachstum zusätzlich durch den Mechanismus der Spannungsrisskorrosion beschleunigt. Beim Yttrium-stabilisierten ZrO_2 führen die Tangentialspannungen an den Rissspitzen zur Umwandlung des tetragonalen, weniger voluminösen Kristallgefüges in die monokline Kristallphase mit der Folge einer Volumenvergrößerung von ca. 5 Prozent. An der Rissspitze entstehen Druckspannungen, die das Risswachstum aufhalten. Der Riss wird durch die Umwandlungsverstärkung faktisch „zugeklemmt" (sog. Airbag-Effekt nach Pospiech). Zirkonoxid ist dadurch in der Lage, eine auftretende Rissbildung selbständig zu „reparieren" und entstandene Risse zu schließen. Dieser Effekt ist die Ursache für die Langzeitstabilität und Bruchfestigkeit von Yttrium-stabilisiertem Zirkonoxid.

Hochleistungskeramiken werden aufgrund ihrer Materialeigenschaften auf computergesteuerten Fräsautomaten subtraktiv verarbeitet. Mit ZrO_2-Keramik sind grazile Dimensionierungen von Verbindern zum Zwischenglied sowie geringe Gerüst-Wandstärken möglich geworden. Das Ausmaß des Zahnsubstanzabtrages bei der Präparation gleicht jener für eine metallkeramische Restauration. Da ZrO_2 gleiche und auch höhere Festigkeitswerte als Metalle bietet, besitzt es theoretisch das Potenzial, Metallgerüste oder metallische Primärkronen für Konusprothesen in Zukunft zu ersetzen. Zudem schätzt der Zahntechniker bei weitspannigen Brückengerüsten aus ZrO_2 den Vorteil, dass beim Aufbrennen der Verblendkeramik kein Verzug des Gerüsts eintritt. Bei metallischen Substrukturen ist dieses Problem hinlänglich bekannt und erschwert vor allem die Fertigung von implantatgetragenen Brücken, die aufgrund einer nicht mehr vorhanden Eigenbeweglichkeit der Pfeilerzähne eine erhöhte Passgenauigkeit aufweisen müssen.

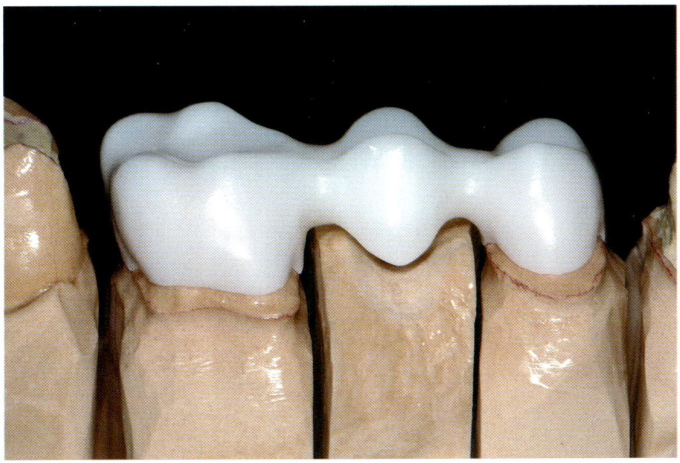

e.max ZirCAD – Oberkiefer-Brückengerüst aus Zirkonoxidkeramik zur Verblendung, vorbereitet für Keramikstufen.
Foto: Ivoclar Vivadent

Vollkeramische Werkstoffe und Verarbeitungssysteme

(nach Herstellerangaben)

Empress Presskeramik (e.max Press)

Dieser Werkstoff – eine Glaskeramik aus Siliziumoxid, Aluminiumoxid und Kaliumoxid mit Leuzit als Kristallbildner – ist der Urvater vieler Presskeramiken, die heute am Markt sind. Das Leuzit wird bei 1170 °C aus Kalifeldspat gebildet und stabilisiert die Struktur der Keramik. Ausgangspunkt für Empress war die ursprüngliche Keramik-Gießtechnik, aber im Gegensatz zum Schleuderguß (Dicor) wird die schmelzflüssige Keramik pneumatisch in eine Hohlform gepresst. Aufgrund der Festigkeit von ca. 220 MPa und der exzellenten Ästhetik (Farbe, Lichtbrechung) eignet sich Empress 1 besonders für Inlays, Onlays, Teilkronen, Veneers und Einzelkronen. Alle Glaskleramiken müssen adhäsiv befestigt werden.

Empress 2 ist eine Modifikation, entwickelt für Kronen und engspannige Brücken im Frontzahnbereich und Prämolaren bis Zahn 5. Die Struktur der der Lithiumdisilikat-Kristalle gleicht dem „Mikado"-Prinzip; dies bietet eine erhöhte Festigkeit von ca. 350 – 400 MPa. Mikrorisse in der Struktur werden am Weiterlaufen behindert. Ein Riss muß entweder viele Grenzflächen überwinden oder um die Kristalle herumlaufen, so dass die Rissenergie umgewandelt und zerstreut wird. Als Gerüstkeramik verwendet, wird Empress 2 klassisch aufbrennkeramisch verblendet.

Eine Weiterentwicklung ist das Keramiksystem „e.max", das sowohl Glas- als auch Oxidkeramiken enthält. Unter diesem Dach sind Presskeramik, schleifbare CAD/CAM-Keramik und Verblendtechnik zusammengefasst. Foto: Ivoclar Vivadent

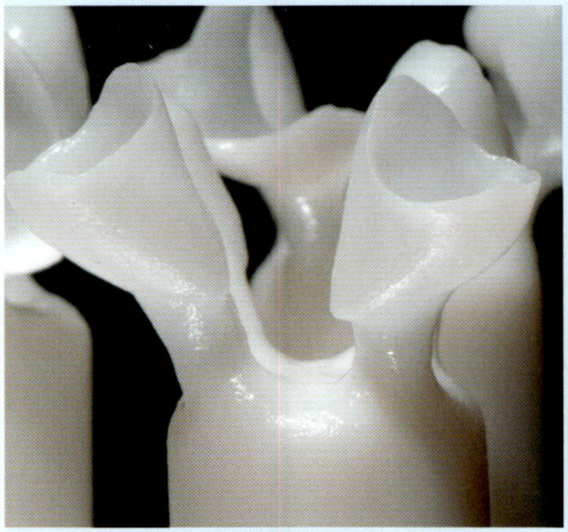

IPS e.max Press ist die neue Glaskeramik für die Presstechnik.
Foto: Ivoclar Vivadent

In-Ceram (Spinell, Alumina, Zirconia)

Die glasinfiltrierte Oxidkeramik In-Ceram erreicht ihre hohe Festigkeit durch das Infiltrations-Verfahren. Auf einem feuerfesten Stumpf als Duplikat des Meistermodells wird aus einem Aluminiumoxid-Schlicker (In-Ceram Alumina) die Modellation des Kronen oder Brückengerüsts vorgenommen. In einem Brennvorgang werden die Gerüste porös gesintert, ohne dass eine Sinterschrumpfung stattfindet. Das daraus resultierende, kreideartige Gerüst wird mit Lanthanglas „infiltriert". Dadurch werden die Poren der Keramik aufgefüllt, der Werkstoff verdichtet. Das Ergebnis ist eine deutliche Steigerung der Festigkeit (400 – 600 MPa). Danach wird die Verblendung mit Aufbrennkeramik vorgenommen.

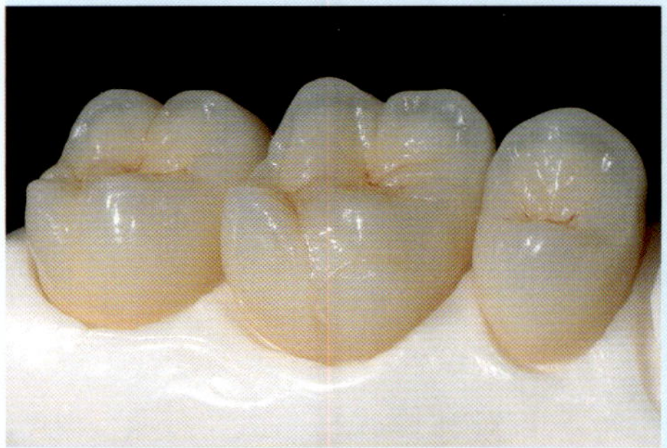

Kronen mit IPS e.max-Gerüst, ausschleifbare Lithium-Disilikatkeramik, verblendet mit Fluorapatit-Glaskeramik in der Überpresstechnik.
Foto: Ivoclar Vivadent

Vorgesinterte, industriell gefertigte In-Ceram Keramikblocks werden für das CAD/CAM-Fräsverfahren mit Cerec, inLab, DCS, Digident und für das Celay-Kopierschleifverfahren geliefert. Durch die vorgesinterten Keramik-Rohlinge sind definierte, reproduzierbare Eigenschaften vorgegeben, und wegen der höheren Kapillarität ist auch die Infiltrationszeit nach

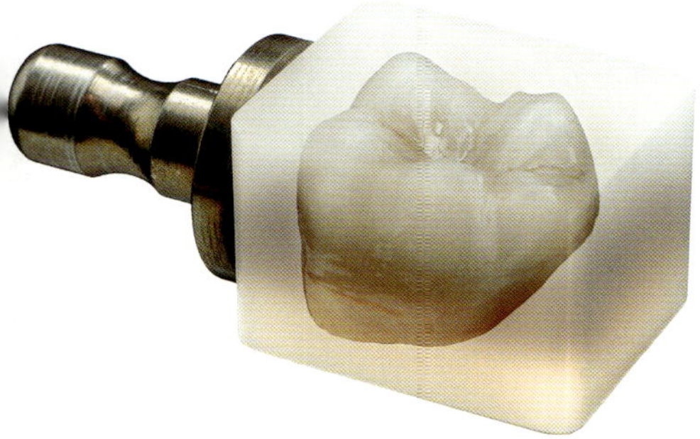

Der Vitabloc TriLuxe zeigt durch seine drei, in einen Block integrierten Farbsättigungsgrade den charakteristischen Farbverlauf eines natürlichen Zahns.
Foto: VITA Zahnfabrik

dem Ausschleifen des Gerüsts drastisch verkürzt, so dass die Herstellzeiten in der Praxis bei höherer Materialqualität deutlich geringer ausfallen.

Eine Sonderstellung bei der In-Ceram Technik nimmt das Wolceram-System (auch Flemming-Ceram, Belladent) für labortechnische Fertigungszentren ein. Hier wird unter Nutzung moderner Digitaltechnik das Kronenkäppchen geschlickert und anschließend gesintert – und die Festigkeit ebenfalls durch die Glasinfiltration erzielt.

Ein anderes Verfahren zur Herstellung von In-Ceram-Gerüsten ist die elektrophoretische Abscheidung von Keramik (z. B. CeHa White ECS System). Die Elektrophorese nutzt die Wanderungsbewegung von Feststoffpartikeln in einer Flüssigkeit als Folge eines äußeren elektrischen Feldes und die Koagulation bzw. Verdichtung der Partikel auf der Elektrode. Die Oberflächenhaftung erfolgt dabei durch elektrostatische Kräfte und Adsorbtion. Auf der Kathode werden die keramischen Partikel aus einem Schlicker abgeschieden. Der so gewonnene Grünling wird anschließend porös gesintert und glasinfiltriert.

Keramik-abtragende Verfahren

Während bei der Presskeramik und beim Schlickerverfahren eine thermische Bearbeitung zur Formung der Restauration erforderlich war, ermöglichen subtraktive Verfahren aus vorgefertigten Rohlingen vollkeramische Restaurationen herzustellen. Dies hat den Vorteil, dass industriell vorgefertigte Keramiken (Blanks, Rohlinge) mit definierten physikalischen Eigenschaften ohne thermische Umformungen zum Einsatz kommen und Verarbeitungsfehler verringert werden können. Die folgenden Verfahren arbeiten subtraktiv:

Celay Kopierschleifverfahren

Dies ist eine rein feinmechanische, präzise arbeitende Kopierschleiftechnik, bei dem ein Kunststoffmodell der Restauration abgetastet und zeitgleich aus einem Keramikrohling geschliffen wird. Ursprünglich für Inlays und Onlays aus Feldspatkeramik konzipiert, ist seit der Verfügbarkeit von In-Ceram Keramikblocks (Spinell, Alumina, Zirconia) auch das Fertigen von Kronengerüsten und engspannigen Brückengerüsten möglich. Das System wurde allerdings nicht weiterentwickelt und wird heute nur noch vereinzelt eingesetzt.

CEREC 3 und inLab

Das Cerec-System war das erste brauchbare CAD/CAM-gestützte Verfahren, das sich am Markt durchgesetzt hat und sich sowohl für den Praxiseinsatz als auch für das zahntechnische Labor eignet.

CEREC 3D

Die Präparation wird durch eine digitale Triangulationskamera im Patientenmund aufgenommen. Die erzeugten Bilddaten werden dabei automatisch auf einen in der CEREC 3 Aufnahme-Einheit integrierten PC übertragen. Die Konstruktion der Restaurationen (Inlay, Onlay, Teilkrone, Veneer, Krone) erfolgt interaktiv, wobei CEREC immer einen Restaurationsvorschlag generiert und ihn automatisch an die Nachbarzähne anpasst. Dabei können die Approximalkontakte vorab definiert werden und es ist möglich auf spezielle Zahndatenbanken zuzugreifgen. Wird eine optische Abformung von einem Bissregistrat der Antagonisten genommen, ist CEREC in der Lage die Kauflächen der Zahnbibliothek vollautomatisch an die Gegenbezahnung anzupassen. Der Restaurationsvorschlag kann beliebig und aufgrund der dreidimensionalen Darstellung auf dem Bildschirm sehr einfach modifiziert werden. Höcker können angehoben oder abgesenkt und alle Flächen der Restauration in alle Richtungen verschoben werden. Keramik kann punktförmig oder flächig aufgewachst, abgetragen oder geglättet werden. Alle Kontaktpunkte werden mittels einer Farbkodierung angezeigt, so dass Ort, Ausdehung und Stärke mit einem Blick erfasst werden können. Alles ist zusätzlich in beliebigen Schnittbildern kontrollierbar und Wandbereiche, die unterhalb einer definierbaren Wandstärke liegen, können rot angezeigt werden. Nach Abschluss der Konstruktion verarbeitet die Schleifmaschine innerhalb weniger Minuten einen in Farbe und Größe passenden Keramikblock und schleift die passende Restauration in einem Arbeitsgang vollautomatisch aus. Deshalb ist die Versorgung des Patienten in einer Sitzung möglich. Verwendet wird industriell vorgefertigte Keramik (Vitablocs, ProCAD), die entweder poliert oder zur Individualisierung bemalt und glasiert werden können. Über die mit dem CEREC-System gefertigten Restaurationen liegen klinische Daten seit 1985 und mehrere klinische Studien an Universitäten und in Anwenderpraxen vor – zum Teil mit Liegedauern von über 18 Jahren. Die hohen Überlebensraten der Restaurationen liegen in gleicher Größenordnung wie Gussrestaurationen als bisheriger „Goldstandard".

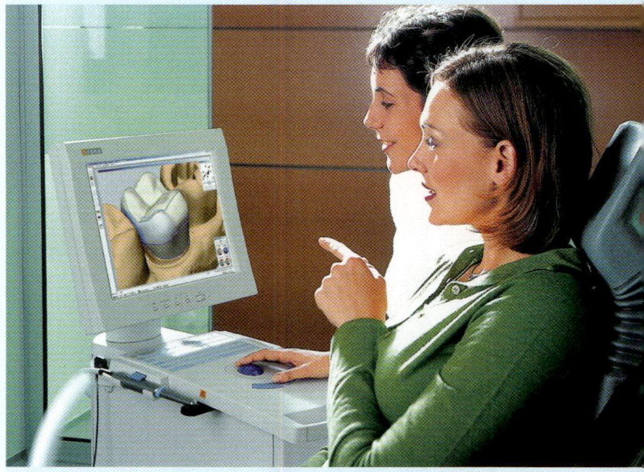

CEREC 3D
Foto: Sirona

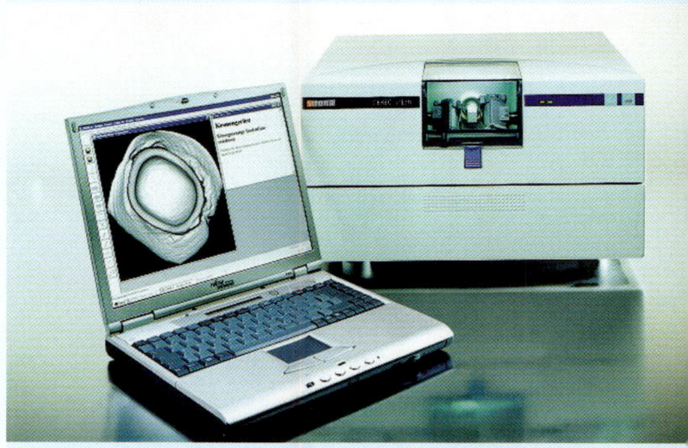

Laserscanner und Fräseinheit für Kronen- und Brückengerüste bis 40 mm anatomische Spannweite – Sirona inLab ist das kompakteste CAD/CAM-System für die Zahntechnik.
Foto: Sirona

inLab-System

inLab ist für das zahntechnische Labor konzipiert. Hier wird eine konventionelle Abformung von der Präparation genommen. Das duplizierte Sägemodell wird von einem in die Schleifmaschine integrierten Laserscanner extraoral abgetastet und die Messdaten auf den PC-Bildschirm übertragen. Alternativ kann dazu ebenfalls ein separater Scanner (inEos) eingesetzt werden, der die Messdaten mit einer deutlich höheren Geschwindigkeit erfasst. inLab zeichnet sich insbesondere duch seine Vielfalt in den herstellbaren Restaurationen als auch durch die Vielfalt der verwendbaren Materialien aus. Das System eignet sich nicht nur für die Herstellung von Inlays, Onlays, Teilkronen, Vollkronen und Veneers aus Feldspat- und Glaskeramik sondern auch für die Herstellung von Kronenkäppchen und Brückengerüsten, die aufbrennkeramisch verblendet werden. Als Gerüstkeramik wird entweder VITA In-Ceram

(Spinell, Alumina, Zirconia), das nach dem Ausschleifen infiltriert wird, oder VITA In-Ceram YZ Rohlinge aus yttriumstabilisierter Zirkonoxidkeramik bzw. In-Ceram AL aus reiner Aluminiumoxidkeramik verwendet, die vergrößert ausgeschliffen und im Anschluss daran in einem Hochtemperatur-Ofen dichtgesintert werden und dabei auf das exakte Maß schrumpfen. Darüber hinaus ist ein Kopierschleifen aufgewachster Geometrien mit der Software „Waxup" möglich. Dabei werden zusätzlich die Vorteile des CADs eingesetzt. Die Wanddicken der Restauration werden automatisch kontrolliert und können digital modifiziert werden.

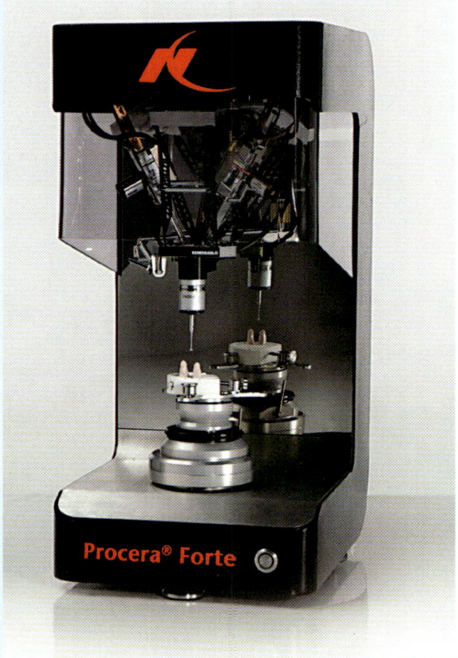

Der taktil arbeitende Procera-Scanner „Forte" erfasst die Präparation zur Gerüstherstellung einer Procera-Krone aus Aluminiumoxid oder Procera-Brücke aus Zirkonoxidkeramik.
Foto: Nobel Biocare

Nobel Biocare Procera

Dieses System fertigt Kronenkäppchen und Veneers mit hoher Präzision aus dicht gesintertem, reinem Aluminiumoxid sowie Abutments, Brückengerüste und Kronenkäppchen aus Zirkonoxid. Zur Herstellung wird der Kronenstumpf mechanisch vom Stumpfmodell mit 20.000 Messpunkten abgetastet. Der Datensatz geht via Internet zum Herstellerwerk, wo ein um ca. 20 Prozent vergrößerter Stumpf hergestellt wird. Diese Vergrößerung berücksichtigt die Sinterschrumpfung der Aluminiumoxid- bzw. Zirkonoxidkeramik, die auf den Stumpf gepresst wird. Nach der anschließenden Sinterung nimmt das Werkstück die ursprüngliche Modellgröße wieder ein. Laut Hersteller kann von der Stufenpräparation zugunsten einer Hohlkehle abgewichen werden.

Neben Kronenkäppchen, Veneers und Abutments aus Aluminiumoxid fertigt Nobel Biocare auch Kronenkäppchen, Abutments und Gerüste aus endgesinterter Zirkonoxidkeramik. Auf diese weißlichen, hochfesten Gerüste für die Kronen- und Brückentechnik werden anschließend zahnfarbene Glaskeramiken geschichtet und aufgebrannt.

Die Scans werden im zahntechnischen Labor mit dem neuen Scanner „Procera Forte" für Kronen, Brücken, Abutments und Veneers hergestellt. Die Fertigung der Gerüste erfolgt im Herstellerwerk. Der Scanner ist für weitspannige Präparationen geeignet und erfasst die Weichgewebehöhe, Nachbarzähne und die Bissnahme.

DCS Zirkon

Ursprünglich entwickelt für die Fertigung von Kronen und Brücken aus Vollgusstitan, wird bei DCS Yttrium-stabilisiertes Zirkonoxid im dichtgesinterten Zustand verarbeitet, was hohe Anforderungen an die Schleifwerkzeuge (Sinterdiamanten) stellt und längere Bearbeitungszeiten erfordert. Mit individuell gestalteten Verbindern (Geschiebe) können Brückengerüste geteilt werden.

DeguDent Cercon

Dieses System unterscheidet sich von anderen Systemen dadurch, dass nur vom Wachsmodell ausgegangen wird. Es handelt sich daher um ein reines CAM-System. Davon wird digital ein Scan hergestellt. Cercon verarbeitet Zirkonoxidkeramik als „Grünkörper" im teilgesinterten Zustand. Die Grundidee ist, die Form der Restauration im „weichen" Zustand zu fräsen, um dann durch einen anschließenden Sinterprozess die hohe Biegefestigkeit und Bruchzähigkeit zu erreichen. Die Krone oder das Brückengerüst wird auf dem Modell gewachst; das Waxup wird beim Scannen um 32 Prozent vergrößert und überdimensioniert aus dem Keramikblock gefräst. Anschließend wird die Restauration ofengesintert und auf Modellgröße zurückgeschrumpft. Brückenspannen bis 40 mm sowie extrakoronale Verbinder für mehrere Glieder sind möglich. Das Cercon-Gerüst wird in einem weiteren Prozess noch mit zahnfarbenen Keramikmassen verblendet.

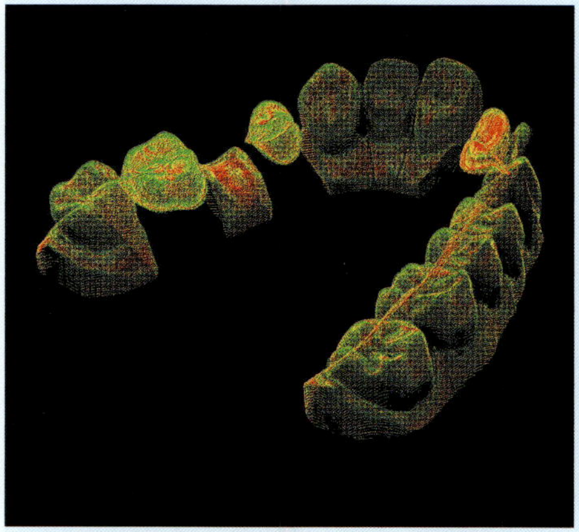

Mit dem „virtuellen Artikulator" können die statische und die dynamische Okklusion vor dem eigentlichen Herstellungsprozess simuliert werden.
Abb.: Girrbach

Digident-System

Dieses CAD / CAM-System ist universell ausgelegt; es verarbeitet Hartkernkeramik wie In-Ceram Alumina und Zirconia oder Zirkonoxid als teilgesinterten „Weissling", oder heißgepresst (HIP), aber auch Metalle wie Titan, Chrom-Kobalt, Gold und Kunststoff. Gegenbiss, Achs- sowie Kieferrelationen können eingelesen werden. Es wird eine Kaufunktion im „virtuellen Artikulator" simuliert, wobei Interferenzen eliminiert werden können. Zahn-zu-Zahn und Zahn-zu-Zweizahn-Beziehungen können eingestellt werden.

KaVo Everest-System

Grundsätzlich können mit diesem System nach der optischen Vermessung des Ausgangsmodells Inlays, Onlays, Veneers, Kronen und Brücken sowie Suprakonstruktionen aus verschiedenen Werkstoffen hergestellt werden. Je nach materialspezifischen Eigenschaften können die Restaurationen, aus leuzitverstärkter Glaskeramik (Everest G-Blank), Zirkonoxidkeramiken teilverdichtet als „Weissling" bis 45 mm anatomische Länge (Everest ZS-Blank) oder als heiß-isostatisch-gepresste (HIP)Blanks (Everest ZH-Blank) geschliffen oder gefräst werden. Ebenfalls können metallische Gerüstwerkstoffe wie Titan Grad 2 und Kunststoff mit Hilfe von fünf simultan Fräs- und Schleifachsen verarbeitet werden. Der entscheidende Unterschied zu allen anderen CAD/CAM-Systemen liegt darin, dass neben der Verarbeitungsmöglichkeit verschiedener Werkstoffe auch Zirkonoxidkeramiken in den Aggregatzuständen als Weisskörper (ZrO_2) mit überdimensionierten Schleifmaßen zur Nachsinterung als auch heißgepresste Blanks (HIP, Y-TZP-A) gefräst und geschliffen werden können.

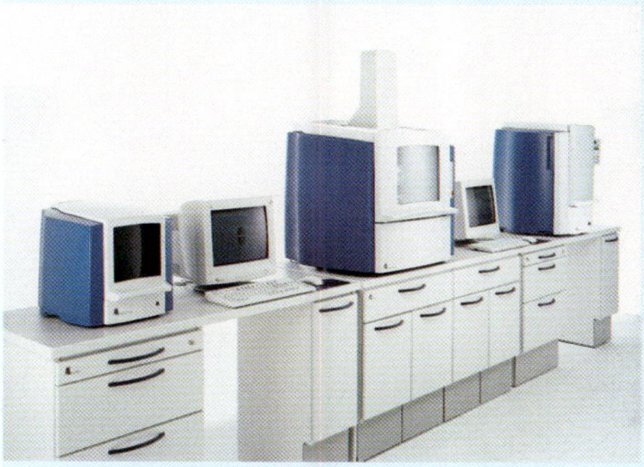

KaVo Everest ist werkstofflich ein sehr multiples System: Es verarbeitet Silikatkeramik, Oxidkeramik als teilgesintertes oder als heißgepresstes (HIP) Material, ebenso Titan, EM und Kunststoffe.
Foto: KaVo

Das Messsystem von „Everest“ erfasst die Modelle im topometrischen 3D-Verfahren; ein periodisches Streifenmuster wird auf das Modell projiziert. Das Streifenmuster auf der Modelloberfläche wird von einer CCD-Kamera aufgenommen. Durch Dreh- und Kippbewegungen des Modelles wird der Messvorgang mehrfach wiederholt, um auch Hinterschneidungen zu erfassen. Die Präparationsgrenze am Kronenrand wird selbständig automatisch erkannt.

Die fünfachsige Fräs- und Schleifmaschine fertigt aus den unterschiedlichsten industriell vorgefertigten Materialblanks die exakt passende Restauration. Das CAM-Modul hat die Aufgabe, Fräsbahnen zu generieren. Die Berechnung der Werkzeugbahnen erfolgt durch den NC-Prozess, der Bedingungen wie Bearbeitungswege, Werkzeuge, Vorschübe, Zustellungen berücksichtigt. Technisch bedeutsam ist, ob nur die Außenform und Innenform einer Krone oder ein kompletter, mehrgliedriger Zahnersatz gefertigt wird. Die Bewegung der Fräser erfolgt gleichzeitig durch mehrere Achsen. Bei der fünfachsigen Bearbeitung stehen neben drei linearen Achsen zwei Rotationsachsen zur Verfügung. Dadurch können auch Hinterschneidungen bearbeitet werden. Somit kann die Außenform einer Vollkrone in nur einer Aufspannung gefertigt werden; dies spart Arbeitszeit. Vorteil 5-achsiger Frässysteme ist die optimale Anstellung der Werkzeuge auf die zu bearbeitende Fläche. Hierdurch werden die Zerspanungsbedingungen verbessert, wodurch eine höhere Oberflächengüte und Maßgenauigkeit der zu fertigenden Teile erreicht werden können.

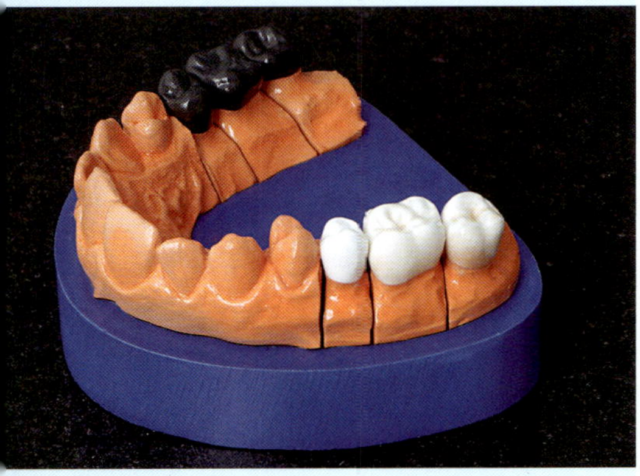

Reaktionsgesintertes Zirkoniumsilikat ist schwindungsfrei und wechselt beim Sintern die Zahnfarbe.
Foto: KaVo

Everest HPC Zirkon (Reaktionsgesinterte Keramik)

Bisher hatte der Zahntechniker zu entscheiden, ob bei der Zirkonoxidkeramik der teilgesinterte Weißkörper oder der heißgepresste, hochverdichtete Blank (HIP) zum Einsatz kommt. Beim Weißkörper wird die Restauration überdimensioniert ausgefräst (Berücksichtigung der Schrumpfung); die Aufpassung am Modell kann erst nach dem Sintern vorgenommmen werden. Bei der HIP-Verarbeitung müssen längere Schleifzeiten und ein höherer Werkzeugverschleiß eingeplant werden. Der neue Werkstoff Everest HPC – eine schwindungsfreie Zirkoniumsilikat-Keramik ($ZrSiO_4$) – erlaubt es, die Restauration im ungesinterten (Grünkörper) Zustand zu bearbeiten, ohne Überdimensionierung der Konstruktion (wie beim ZrO_2-Weißkörper). Dadurch kann die Aufpassung am Modell unmittelbar nach dem Fräsen auf der Everest engine erfolgen. Der ungesinterte Blank lässt sich hervorragend bearbeiten und ermöglicht so eine kurze Fräszeit. Bei dem anschließenden Reaktionssinterprozess erhält die Krone ihre Endfestigkeit und das Volumen der Restauration bleibt unverändert und modellgenau.

3M Espe Lava-System

Das Lava-System von 3M Espe verarbeitet teilgesinterte Zirkonoxidkeramik als Grünkörper, mit Yttrium stabilisiert, und ist für die Herstellung von Gerüsten für Kronen und Brücken ausgelegt. Durch das Schrumpfsintern (1500 °C) wird eine Biegefestigkeit von 1200 MPa erreicht. Für Brückengerüste im Seitenzahnbereich mit nur einem Brückenglied ist eine Verbinderfläche von 9 mm^2 ausreichend; für 4gliedrige Brückengerüste werden seitens des Herstellers Verbinderflächen von 9 / 12 / 9 mm^2 empfohlen; im Frontzahnbereich sind bereits 7 mm^2 ausreichend. Lava-Gerüste aus Zirkonoxid können in sieben Farben eingefärbt werden. Nach dem Fräsprozess wird die Restauration noch vor dem Sintern zu voller Dichte, in eine Färbelösung eingetaucht. Anschließend wird die Restauration zu voller Dichte gesintert. Das zahnfarbene Einfärben ermöglicht einen optisch natürlich wirkenden Übergang zwischen Zirkonoxidgerüst, Zahnstumpf und Verblendung; dadurch wird eine verbesserte Ästhetik erzielt. Die Software des Lava-Systems ermöglicht mittels eines digitalen Wachsmesser die virtuelle Optimierung und Individualisierung der Gerüste. Hierdurch wird gewährleistet, dass die Gerüststruktur die Verblendung optimal unterstützt. Der Automatisierungsgrad zur Bearbeitung der Gerüste über das Magazin lässt eine 24-Std Produktion in Fräszentren zu. Der Zahntechniker kann entweder ein Modell an ein Fräszentrum senden, das anschließend das Design in Abstimmung mit seinen Kunden sowie das Fräsen und Sintern des Zirkonoxidkeramik-Gerüsts übernimmt. Auf der anderen Seite hat der Zahntechniker auch die Möglichkeit, den Scanner Lava Scan ST zu erwerben, um den Scan-Prozess als auch das Design durchzuführen und die Daten anschließend über das Internet an das Fräszentrum weiter zu leiten, das die Restauration herstellt. Befestigt werden Lava-Restaurationen konventionell mit Glasionomerzement. Bei Verwendung von Zinkoxidphosphatzement werden nicht die gewünschten ästhetischen Ergebnisse erzielt. Lava Frame-Gerüste haben eine so hohe Festigkeit, dass eine adhäsive Befestigung keine zusätzlichen mechanischen Vorteile gegenüber der konventionellen Zementierung bietet. Wird adhäsiv befestigt, empfiehlt 3M Espe den selbstadhäsiven Composite Zement RelyX Unicem, bei dem keinerlei Vorbehandlung des Zahns nötig ist. Hier wird das Zirkonoxid lediglich mit Sandstrahlen vorbehandelt. Bei der Verwendung anderer adhäsiver Zemente ist die Silikatisierung und anschließendes Silanisieren mit dem Rocatec-Verfahren notwendig, um eine optimale Haftungssteigerung zu erzielen. Lava Restaurationen haben eine metallähnliche Röntgensichtbarkeit, die die radiografische Bewertung in Bezug auf Randsitz, korrekte Entfernung von überschüssigem Zement nach der definitiven Zementierung und die Diagnose Sekundärkaries ermöglicht.

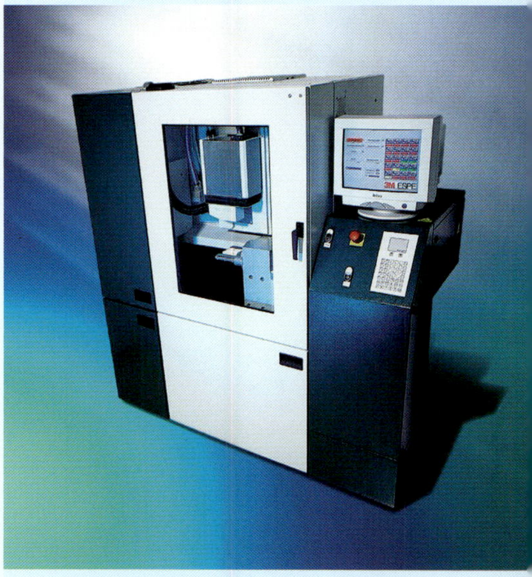

Lava: Fertigung von Kronen und Brücken aus teilgesintertem Zirkonoxid mit anschließender Laborsinterung. Hoher Automatisierungsgrad.
Abb. 3M Espe

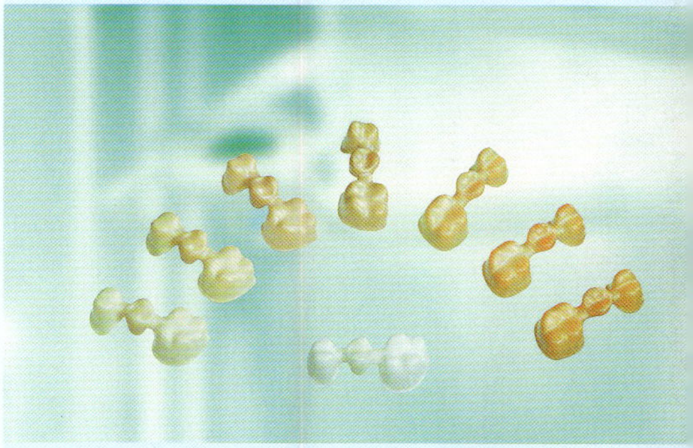

Lava-Gerüste können in verschiedenen Dentinfarben hergestellt werden.
Abb.: 3M Espe

Literatur zur Vollkeramik

Restaurationstechnik mit Silikat- und Lithiumdisilikat-Keramik

Bindl, A., Richter, B., Mörmann, W.: Survival of ceramic computer-aided design /manufacturing crowns bonded to preparations with reduced macroretention geometry. Int J Prosthod, Vol. 18, 3, 219-224 (2005).

Edelhoff, D.; Spiekermann, H.; Rübben, A.; Yildirim, M.: Kronen- und Brückengerüste aus hochfester Presskeramik. Quintessenz 50, 177-189 (1999).

Edelhoff, D.; Horstkemper, Th.; Richter, E.-J.; Spiekermann, H.; Yildirim, M.: Adhäsiv und konventionell befestigte Empress 1-Kronen - Klinische Befunde nach vierjähriger Liegedauer. Dtsch Zahnärztl Z 55, 326-330 (2000).

Edelhoff, D.: Gute Langzeitergebnisse ohne Experimente. Ästhetische Zahnmedizin 3, 18 (2003).

Edelhoff, D.: Vollkeramik von A bis Z für Praktiker. Ästhetische Zahnmedizin 3; Nr. 1, 26-25 (2003).

Edelhoff, D.: IPS Empress 2 – adhäsiv und konventionell befestigt. E2-Kronen und -Brücken nach 3jähriger Tragedauer. Dental-Praxis 22, 1-2, 21-33 (2005).

Kelly, J.R.: Dental ceramics: current thinking and trends. Dent Clin North Am 48, 513-530 (2004).

Kern, M.: Clinical long-term survival of two-retainer and single-retainer all-ceramic resin-bonded fixed partial dentures. Quintessence Int 36, 141-147 2005).

Kern, M.: Clinical Performance of All-ceramic Restorations. In Mörmann WH (Hrsg): State of the Art of CAD/CAM Restorations. Quintessence Publ. Co. Ltd., London 2006, 47-56.

Mehl, A., Godescha, P., Kunzelmann, K.-H., Hickel, R.: Randspaltverhalten von Komposit- und Keramikinlays bei ausgedehnten Kavitäten. Dtsch Zahnärztl Z 51, 701-704 (1996).

Mehl, A., Kunzelmann, K. H., Folwaczny, M., Hickel, R.: Stabilization effects of CAD /CAM ceramic restorations in extended MOD-cavities. J Adhes Dent 6, 239-245 (2004).

Mehl, A.: CAD/CAM und Keramik. Eine Symbiose der neuen Entwicklungen. Ästhetische Zahnmedizin 7, 260-268 (2004).

Mörmann, W.; Bindl, A.: 3D-CAD / CAM für jedermann in Praxis und Labor. ZM 94, Nr. 3, 32-36 (2004).

Otto, T.: Eine prospektive, klinische 10-Jahres-Studie von Cerec CAD/CAM-Inlays und -Onlays. Int. J. Prosthodont 15, 122-128 (2002). Schweiz. Monatsschr. Zahnmed 113, 3, 157-163 (2003).

Pospiech, P., Kistler, S., Frasch, C.: Clinical success of Empress 2 glass ceramic as a bridge material. Glastechn. Ber. Glass Sci Technol. 73, 302-309 (2000).

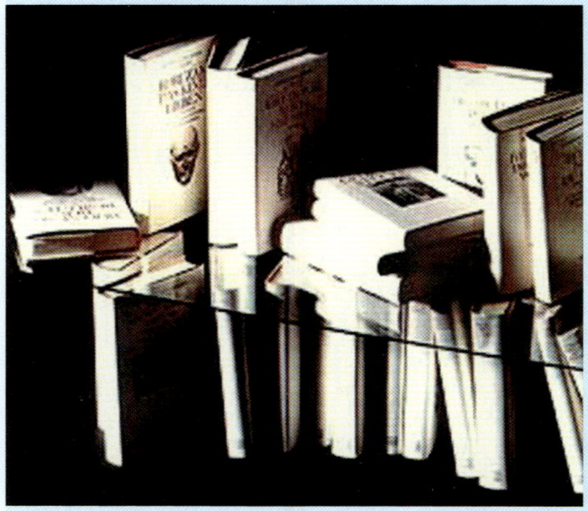

Pospiech, P.; Rountrée, P.; Unsöld, F; Rammelsberg, P.: In-vitro-investigations on the fracture strength of all-ceramic posterior bridges bridges of Empress 2. J Dent Res 78, 307 Abstract-Nr. 1609 (1999).

Posselt, A.; Langzeitverhalten von CAD/CAM-gefertigten Keramikrestaurationen. ZWR 113, 4, 137-144 (2004).

Reiss, B.; Walther, W.: Clinical longterm result and 10 year Kapaln-Meier analysis of Cerec restorations. Int J Comp Dent 3, 9-23 (2000).

Reiss, B.: Clinical results of Cerec inlays in a dental practice over a period of 18 years. Klinische Ergebnisse von Cerec-Inlays aus der Praxis über einen Zeitraum von 18 Jahren. Int J Comp Dent 9, 11-22, 2006.

Walther, W.; Reiss, B.: Six year survival analysis of Cerec restorations in a private praxis. In: Mörmann, W. (Editor) CAD/CAM in aesthetic dentistry. Chicago: Quintessenz 199-204 (1996).

Wiedhahn, K.; Kerschbaum, Th.; Fasbinder, D.: Clinical long-term results with 617 Cerec Veneers: a nine year report. Int J Comp Dent 4, 233- 246 (2005).

Aluminiumoxid- und Zirkonoxidkeramik

Andersson, M., Razzoog, M.E., Odén, A., Hegenbarth, E.A.: PROCERA: A new way to achieve an all-ceramic crown. Quintessence Int 29, 285 (1998).

Beuer, F., Fick, K., Erdelt, K.J., Gernet,W.: Marginale und innere Passung von CAM-gefrästen Zirkoniumoxid-Einzelkronengerüsten bei unterschiedlichen Präparationswinkeln. Dtsch Zahnärztl Z 58, 517 (2003).

Brunner, M., Hölldampf, P.: Lava – heißes Magma oder CAD/CAM-Hightech? Dent Lab 69, 433 (2001).

Claus, H.: Vita In-Ceram, ein neues Verfahren zur Herstellung oxidkeramischer Gerüste für Kronen und Brücken. Quintessenz Zahntech 16, 35 (1990).

Christel, P., Meunier, A., Heller, M., Torre, J.P., Peille, C.N.: Mechanical properties and short-term in-vivo evaluation of yttrium-oxide partially-stabilized Zirconia. J Biomed Mater Res 23, 45 (1989).

Edelhoff, D., Weber, V.: Inlaybrücke mit CAD/CAM-gefertigtem Gerüst aus Zirkoniumdioxid-Keramik. Quintessenz Zahntech 29, 1022 (2003).

Filser, F., Lüthy, H., Kocher, P., Schärer, P., Gauckler, L.J.: Vollkeramischer Zahnersatz im Seitenzahnbereich. Quintessenz Zahntech 28, 48 (2002).

Fischer, H., Weinzierl, P., Weber, M., Marx, R.: Bearbeitungsinduzierte Schädigung von Dentalkeramik. Dtsch Zahnärztl Z 54, 484 (1999).

Literatur zur Vollkeramik

Fischer, H., Yildirim, M., Schmitz, F., Marx, R.: Festigkeitsminderung von Zirkonoxid-Abutments infolge der Bearbeitung? Dtsch Zahnärztl Z 54, 443 (1999).

Geis-Gerstorfer, J., Fäßler, P.: Untersuchungen zum Ermüdungsverhalten der Dentalkeramiken Zirkondioxid-TZP und In-Ceram. Dtsch Zahnärztl Z 54, 692 (1999).

Garvie, R.C., Hannink, R.H., Pascoe, R.T.: Ceramic steel? Nature 258, 703 (1975).

Gupta, T.K.: Sintering of tetragonal zirconia and its characteristics. Sci Sinter 10, 205 (1978).

Gupta, T.K., Bechtold, J.H., Kuznickie, R.C., Cadorff, L.H., Rossing, B.R.: Stabilisation of tetragonal phase in polycrystalline zirconia. J Mater Sci 12, 2421 (1977).

Hauptmann, H., Suttor, D., Frank, S., Höscheler, H.: Material properties of all ceramic zirconia prostheses. J Dent Res 79, (Abstract 2910) 507 (2000).

Hertlein, G., Hiescheler, S., Frank, S., Suttor, D.: Marginal fit of CAD/CAM manufactured all ceramic zirconia prostheses. J Dent Res 80, 42 (Abstract 49) (2001).

Hornberger, H., Marquis, P.M.: The effect of environment on the mechanical properties of In-Ceram. In: Proceedings of Conference on lifetime prediction and failure analysis of restorative materials. Dent Mater 7, 83 (1994).

Hüls, A.: Zum Stand der klinischen Bewährung infiltrationskeramischer Verblendkronen. Dtsch Zahnärztl Z 50, 674 (1995).

Kappert, H.F., Knode, H.: In-Ceram auf dem Prüfstand. Quintessenz Zahntech 16, 980 (1990).

Kappert, H.F., Knode, H., Schultheiss, R.: Festigkeitsverhalten der In-Ceram-Keramik bei mechanischer und thermischer Wechsellast im Kunstspeichel. Dtsch Zahnärztl Z 46, 129 (1991).

Kappert, H.F., Knipp, U., Wehrstein, A., Kmitta, M., Knipp, J.: Festigkeit von Zirkonoxid-verstärkten Vollkeramikbrücken aus In-Ceram. Dtsch Zahnärztl Z 50, 635 (1995).

Kelly, J.R., Tesk, J.A., Sorensen, J.A.: Failure of all-ceramic fixed partial dentures in vitro and in vivo: Analysis and modeling. J Dent Res 74, 1253 (1995).

Kon, M., Ishikawa, K., Kuwayama, N.: Effects of zirconia addition on fracture toughness and bending strength of dental porcelains. Dent Mater J 9, 181 (1990).

Luthardt, R., Holzhüter, M., Sandkuhl, O., Herold, V., Walter, M.: Festigkeit und Randzonenschädigung von Zirconia-TZP-Keramik nach simulierter Innenbearbeitung von Kronen. Dtsch Zahnärztl Z 55, 785 (2000).

Luthardt, R., Herold, V., Sandkuhl, O. Reitz, B., Knaak, J.P., Lenz, E.: Kronen aus Hochleistungskeramik. Zirkonoxid-Keramik, ein neuer Werkstoff in der Kronenprothetik. Dtsch Zahnärztl Z 53, 280 (1998).

Luthardt, R., Musil, R.: CAD/CAM-gefertigte Kronengerüste aus Zirkonoxid Keramik. Dtsch Zahnärztl Z 52, 380 (1997).

Marx , R.,Weber, M., Jungwirth, F., Fischer, H.: Rißparameter und Weibullmodule: unterkritisches Rißwachstum und Langzeitfestigkeit vollkeramischer Materialien. Dtsch Zahnärztl Z 56, 90 (2001).

Matsui, M., Soma, T., Oda, L.: Stress-induced transformation and plastic deformation for Y2O3-containing tetragonal zirconia polycrystals. J Am Ceram Soc 69. 198 (1986).

May, K.B., Russell, M.M., Razzoog, M.E., Lang, B.R.: Precision of fit: The Procera AllCeram crown. J Prosthet Dent 80, 394 (1998).

Maier, H.R.: Leitfaden Technische Keramik; Werkstoffkunde II, Keramik. Selbstverlag Institut für keramische Komponenten im Maschinenbau, 2. Auflage, Aachen 1991.

Mehl, A.: CAD / CAM und Zirkonoxid die Zahnmedizin vor dem Umbruch in ein neues Zeitalter? Dental ZeitungToday 1, 41-42 (2002).

Munz, D., Fett, T.: Mechanisches Verhalten keramischer Werkstoffe. Springer Verlag, Berlin – Heidelberg 1989.

Odén, A., Andersson, M., Krystek-Ondracek, I., Magnusson, D.: Five-year clinical evluation of Procera AllCeram crowns. J Prosthetik Dent 80, 450 (1998).

Paul, S.J., Werder, P.: Clinical success of zirconium oxide posts with resin composite or glass-ceramic cores in endodontically treated teeth: a 4-year retrospective study. Int J Prosthodont 17, 524-528 (2004).

Pospiech, P.: Think Ceramics. Dental-Labor 2, 182-183 (2002).

Pospiech, P., Tinschert, J.; Raigrodski, A.: Keramik-Vollkeramik Kompendium, 3M Espe (2005).

Pospiech, P., Schweiger, J., Meinen, J.:Vom Zirkongerüst zur Lava-Vollkeramik. Dent Lab 1, 59 (2002).

Pospiech, P.: Erste klinische Erfahrungen. ZWP Spezial 4, 35 (2001).

Pospiech, P.: Vollkeramische Klebebrücken – eine substanzschonende Alternative als Ergänzung des vorhandenen Therapiespektrums. DZÄK 59, 69-89 (2000).

Pröbster, L.: Sind vollkeramische Kronen und Brücken wissenschaftlich anerkannt? Gemeinsame Stellungnahme von DGZMK und DGZPW. Dtsch Zahnärztl Z 56, 575-576 (2001).

Pröbster, L.: Four-year clinical study of glass-infiltrated, sintered alumina crowns. J Oral Rehabil 23, 147 (1996).

Rieger, W.: Aluminium- und Zirkonoxidkeramik in der Medizin. Industrie Diamanten-Rundschau 2, 116 (1993).

Literatur
zur Vollkeramik

Rieth, P.H., Reed, J.S., Naumann, A.W.: Fabrication and flexural strength of ultra-fine grained yttria-stabilized zriconia. Bull Am Ceram Soc 55, 717 (1976).

Rosentritt, M., Behr, M., Lang, R., Kleinmayer, S., Handel, G.: Fracture strength of tooth colored posterior fixed partial dentures. J Dent Res 80, (Abstract 174) 57 (2001).

Sailer, I., Fehér, A., Filser, F., Lüthy, H., Gauckler, L.J., Schärer, P., Hämmerle, C.H.F.: Prospective clinical study of zirconia posterior fixed partial dentures: 3-year follow-up. Quintessence Int 37, (2006).

Seghi, R.S., Sorensen, J.A.: Relative flexural strength of six new ceramic materials. Int J Prosthodont 8, 239 (1995).

Spur, G.: Keramikbearbeitung – Schleifen, Honen, Läppen, Abtragen. Carl Hanser Verlag, München - Wien 1989.

Theunissen, G.S.A.M., Bouma, J.S.,Winnbust, A.J.A., Burggraaf, A.J. : Mechnanical properties of ultra-fine grained zirconia ceramics. J Mater Sci 27, 4429 (1992).

Tinschert, J., Natt, G., Doose, B., Fischer, H., Marx, R.: Seitenzahnbrücken aus hochfester Strukturkeramik. Dtsch Zahnärztl Z 54, 545 (1999).

Tinschert, J., Natt, G., Mautsch,W., Spiekermann, H., Anusavice, K.J.: Marginal fit of all-ceramic fixed partial dentures machined by a CAD/CAM-system. Oper Dent 26, 367 (2001).

Tinschert, J., Natt, G., Spiekermann, H.: Aktuelle Standortbestimmung von Dentalkeramiken. Dent Praxis 43, 293 (2001).

Tinschert, J., Schimmang, A., Fischer, H., Marx, R.: Belastbarkeit von zirkonoxidverstärkter In-Ceram Alumina-Keramik. Dtsch Zahnärztl Z 54, 695 (1999).

Tinschert, J., Zwez, D., Marx, R., Anusavice, K.J.: Structural reliability of alumina-, feldspar-, leucite-, mica- and zirconia-based ceramics. J Dent 28, 529 (2000).

Tinschert, J., Natt, G., Latzke, P., Schulze, K., Heussen, N., Spiekermann, H.: Vollkeramische Brücken aus DC-Zirkon. Ein klinisches Konzept mit Erfolg? Dtsch Zahnärztl. Z 60, 8, 435-445, 2005.

Walter, M.H., Wolf, B.H., Wolf, A.E., Boening, K.W.: Six-year clinical performance of all-ceramic crowns with alumina cores. Int J Prosthodont 19, 162-163 (2006).

Wolfart, S., Bohlsen, F., Wegner, S.M., Kern, M.: A preliminary prospective evaluation of all-ceramic crown-retained and inlay-retained fixed partial dentures. Int J Prosthodont 18, 497-505 (2005).

Wolfart, S., Kern, M.: A new design for all-ceramic inlay-retained FPDs. A report of two cases. Quintessence Int 37, 27-33 (2006).

Befestigungstechnik

Edelhoff, D., Abuzayeda, M., Yildirim, M., Spiekermann, H., Marx, R.: Adhäsion von Kompositen an hochfesten Strukturkeramiken nach unterschiedlicher Oberflächenbehandlung. Dtsch Zahnärztl Z 55, 617 (2000).

Frankenberger, R.; Strobel,W.O.; Taschner, M.; Krämer, N.; Petschelt, A.: Total Etch vs. Self Etch – Evaluation klassischer Parameter unterschiedlicher Adhäsivsysteme. ZWR 113, 5, 188-196 (2004).

Frankenberger, R.: Dentinadhäsive schaffen einen kraftschlüssigen Verbund zur Zahnsubstanz. Dentin adhesives create a positive bond to dental hard tissue. Int J Comp Dent 6, 187-192 (2003).

Frankenberger, R.: Zur Dauerhaftigkeit des Dentinverbundes. Dtsch Zahnärztl Z 57, 154-171 (2002). Deutscher Miller-Preis 2001.

Jayasooriya, P.R., Pereira, P.N., Nikaido, T., Burrow M.F., Tagami, J.: The effect of a „resin coating" on the interfacial adaptation of composite inlays. Oper Dent. 28, 1, 28-35, 2003.

Kern, M.; Blatz, M.; Sadan, A.: Adhäsive Befestigung hochfester Vollkeramikrestaurationen. Quintessenz 55, 1, 33-45 (2004).

Kern, M., Strub, J. R.: Bonding to alumina ceramic in restorative dentistry: clinical results over up to 5 years. J Dent 26, 245 (1998).

Mehl, A., Buschhorn, S., Kunzelmann, K.-H., Hickel, R.: Bond strength between ceramic inlays and bonding composite resins. J Dent Res 73, 182 Abstr 645 (1994).

Mehl, A., Hickel, R., Kunzelmann, K.-H.: Physical properties and gap formation of light-cured composites with and without „softstart-polymerization". J Dent 25, 321-330 (1997).

Paul, S.J., Schärer, P.: The dual bonding technique: a modified method to improve adhesive luting procedures.Int J Periodontics Restorative Dent.17, 6, 536-45, 1997.

Van Meerbeck, B.; de Munck, J.; Yoshida, Y.; Inoue, S.; Vargas, M.; Vijay, P.; van Landuyt, K.; Lambrechts, P.; Vanherle, G.: Adhäsion an Schmelz und Dentin (Teil 1 und 2). Ästhetische Zahnmedizin, Ausg. 1, Teil 1: 4-18 (2004); Ausg. 2, Teil 2: 95-109 (2004).

18.

Was leistet die AG Keramik?

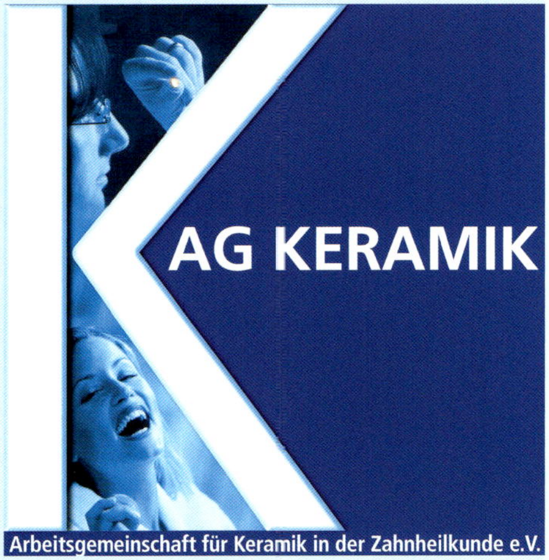

Ziel und Aufgabe der Arbeitsgemeinschaft für Keramik in der Zahnheilkunde e.V. ist die Förderung der Vollkeramik in der Zahnerhaltung und Prothetik. Sie wird als adäquate und bewährte Therapielösung sowohl in der Fachwelt als auch in der Öffentlichkeit vertreten.

Die Arbeitsgemeinschaft Keramik unterstützt die defektorientierte und substanzschonende Behandlung als Therapielösung für die Restauration behandlungsbedürftiger Zähne. In diesem Zusammenhang kooperiert die Arbeitsgemeinschaft mit der DGCZ, Deutsche Gesellschaft für Computergestützte Zahnheilkunde e.V., mit der DGZ, Deutsche Gesellschaft für Zahnerhaltung e.V., mit der DGÄZ, Deutsche Gesellschaft für Äsrthetische Zahnheilkunde e.V., mit der DGZPW, Deutsche Gesellschaft für Zahnärztliche Prothetik und Werkstoffkunde e.V., und anderen wissenschaftlichen Fachgesellschaften im In- und Ausland.

Im klinischen teil hat sich die Arbeitsgemeinschaft Keramik zum Ziel gesetzt, die Therapie mit Keramik durch wissenschaftlich fundierte und praxisgerechte Informationen für Zahnärzte auf eine breite Basis zu stellen. Damit soll eine dauerhafte, ästhetische, biologisch sehr verträgliche und wirtschaftliche Versorgung der Patienten sichergestellt werden.

Ein wissenschaftlicher Beirat überwacht die strategische Ausrichtung der Arbeitsgemeinschaft Keramik und prüft die inhaltliche Richtigkeit der Aussagen. Ferner vertritt der wissenschaftliche Beirat die Arbeitsgemeinschaft Keramik gegenüber der Fachwelt sowie in der Öffentlichkeit.

Der wissenschaftliche Beirat schreibt alljährlich den „Forschungspreis Vollkeramik" der Arbeitsgemeinschaft aus, und entscheidet über die Preisvergabe. Die Mitglieder des wissenschaftlichen Beirats stehen für fachliche Beiträge den öffentlichen Gesundheitsorganen und den Medien zur Verfügung. Hierbei erhalten die Gesprächspartner sachkundige Informationen aus erster Hand

- zum aktuellen Stand restaurativer Behandlungsmethoden in der Zahnmedizin,
- zu den Möglichkeiten der Versorgung mit keramischen Werkstoffen,
- zu den Ergebnissen des im Rahmen der Arbeitsgemeinschaft Keramik organisierten Qualitätssicherungsprojekts für niedergelassene Zahnärzte,
- zur Behandlungssicherheit für die Patienten,
- zur Ästhetik und biologischen Verträglichkeit von Keramik.

Was bietet das Qualitätssicherungsprojekt der Arbeitsgemeinschaft Keramik?

„Last but not least" soll ein den Keramikanwender ein wertvolles Hilfsmittel zur Qualitätssicherung vorgestellt werden. Die Arbeitsgemeinschaft für Keramik in der Zahnheilkunde e.V. ist Organisator des Qualitätssicherungsprojekts „Ceramic Success Analysis" (CSA). Ziel der CSA ist es, dem Zahnarzt den sicheren Umgang mit vollkeramischen Restaurationen zu erleichtern.

Diese Nachuntersuchungs-Feldstudie, die zunächst für CEREC-Anwender ins Leben gerufen wurde, ist durch die Unterstützung der AG Keramik auf eine breitere Basis gestellt worden. Weitere vollkeramische Systeme wie Empress und Empress 2, HeraCeram, VITA In-Ceram, Everest, Procera und Lava sind integriert worden, d. h. dass mittlerweile praktisch fast alle vollkeramischen Einzelzahnrestaurationen erfasst werden können. Zudem ist eine Ausweitung auf die Arbeitsschritte im zahntechnischen Labor in Planung.

Diese Initiative verleiht der viel zitierten „evidence based dentistry" eine neue Dimension. Der Zahnarzt, der häufig „Einzelkämpfer" in seinem Praxisalltag ist, kann durch die Teilnahme am CSA mit seiner eigenen Dokumentation befundbezogen eigene Befunddaten in ein individuelles Behandlungskonzept übersetzen, das nicht auf Spekulation und Annäherungswerten, sondern auf gesicherten Daten aufbaut. Dadurch ist eine gesicherte Indikationsstellung und Therapie-Evaluation möglich.

Konkret bedeutet die Teilnahme am CSA für den Zahnarzt drei Schritte:

- Erstellung eines Einsetzprotokolls für 50 Patienten
- Protokollierung von Nachuntersuchungen und Ereignissen
- Evaluation der eigenen Ergebnisse durch Vergleich mit den Mittelwerten der Kollegen.

Der dafür nötige Zeitaufwand ist gering. In dem einfach zu handhabenden Programm, welches als CD-ROM zur Verfügung steht, werden die verschiedenen Materialien, Therapien oder Misserfolgsursachen über „drop down"-Felder dokumentiert. Diese Daten werden auf Diskette oder per Email zur Auswertung an die AG Keramik weiter geleitet. Für diejenigen, die lieber mit der „Papierform" arbeiten, wird als Alternative ein „Nachuntersuchungsbogen" angeboten, der in die Karteikarte eingelegt werden kann. Auch auf diesem Weg können Daten kontinuierlich an das CSA weitergeleitet werden.

Anschließend übermittelt die AG Keramik dem Zahnarzt die Auswertung der Einsetzbefunde in Form einer grafischen Aufarbeitung. Die individuellen Praxisdaten des Zahnarztes sowie die Durchschnittswerte sind dargestellt. Einzeldaten wie klinische Ausgangssituation, klinisches Vorgehen, besondere Maßnahmen, Größe der Restauration und Zahntyp sind farblich nach Gruppen gegliedert. Besonders auffällige Unterschiede zwischen Individualdaten und Mittelwert werden kommentiert. Der Zahnarzt kann mit Hilfe dieser Auswertung wertvolle Schlüsse für sein praktisches Vorgehen ziehen. Zudem wird auch ein direkter Kontakt mit der

AG Keramik angeboten, falls wichtige Rückfragen anstehen. Dies bedeutet die Möglichkeit eines konkreten Feedbacks und des Erfahrungs- und Informationsaustausches. All das geschieht im kollegialen Vergleich und dabei anonym, freiwillig und auf internationaler Ebene.

Erfahrungen aus einer Pilotstudie (200 Kollegen sind mit der Dokumentation von derzeit 4000 Fällen seit mehr als 7 Jahren Vorreiter für dieses Projekt) zeigen, wie viele Konsequenzen sich schon aus der Analyse der Einsetzprotokolle ergeben können. Nicht nur die unterschiedlichen Indikationsstellungen, sondern vor allem das ungeahnte Spektrum von Möglichkeiten beim klinischen Vorgehen waren überraschend.

Die bisher durchgeführten Nachuntersuchungsanalysen ergaben durchweg hervorragende klinische Ergebnisse. Diese Ergebnisse dienten den CSA-Teilnehmern als Feedback für ihren kompetenten Umgang mit dem klinischen Procedere; sie boten ihnen zugleich auch die Möglichkeit, individuelle Besonderheiten der eigenen Praxis im Vergleich zum Durchschnitt der anderen Kollegen zu erkennen und daraus eventuell Anregungen für effizientere Vorgehensweisen abzuleiten.

Aus dem Beispiel der beiden unten dargestellten Grafiken wird ersichtlich, welch große Unterschiede sich bei der Auswertung der Nachuntersuchungs-Ergebnisse bei einzelnen Praxen ergeben können. Liegen die Mittelwerte der Nachuntersuchungsbefunde „Vitalitätsverlust" oder „postoperative Beschwerden" beispielsweise mit 1 – 3 % im klinisch sehr guten Bereich, so gibt es doch Einzelpraxen, die weit größere Probleme mit einzelnen Parametern haben (s. u.)! Für den betroffenen Zahnarzt (und seine Patienten) spielt es keine Rolle, ob die Mittelwerte akzeptabel sind. Er kann mit Hilfe der Auswertung seiner Daten und den eventuellen Anmerkungen sowie Empfehlungen, die ihm im Rahmen des CSA zusammen mit der Auswertung zugesandt werden, hilfreiche Anregungen für eine Therapiealternative erhalten

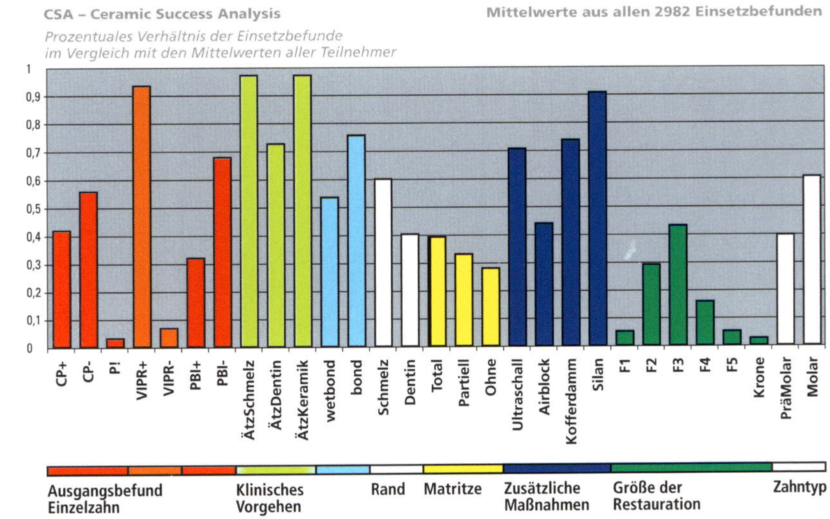

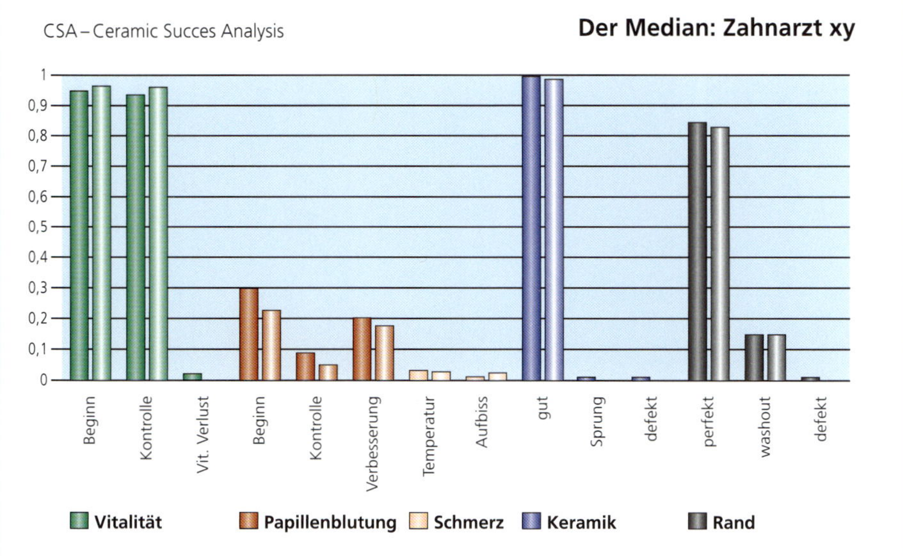

– so z. B. für ein besseres Dentinadhäsivs oder die Empfehlung zur häufigeren Verwendung des Kofferdamms.

Des Weiteren kann man im Allgemeinen wichtige Rückschlüsse aus den Misserfolgen (< 0,5 % /Jahr) sowohl für die Indikation als auch für die Therapie ziehen, wenngleich Misserfolge sehr selten auftreten. Die meisten Misserfolge traten an Molaren auf; Frakturen waren dafür die Hauptursache, und es trat eine Häufung in einzelnen Praxen auf.

Das durchwegs positive Feedback der derzeit über 200 Projektteilnehmer hat bestätigt, dass die Auswertungen und Ergebnisse von großer Relevanz für die Praxis sind, und dass das Qualitätssicherungsprojekt der AG Keramik mittlerweile ein wichtiges Forum für den kollegialen Informationsaustausch geworden ist. Die Aufnahme in das Qualitätssicherungsprojekt erfolgt unbürokratisch und schnell: Es genügt ein Anruf bei der Geschäftsstelle der AG Keramik – und die nötigen Unterlagen (einschließlich Software) werden unverzüglich zugesandt. Die Qualitätssicherung kann morgen beginnen.

Es ist ein gutes Gefühl zu wissen, was man wirklich tut, und was dabei herauskommt.

Dr. Bernd Reiss

Interessenten für Qualitätssicherung in der Praxis wenden sich bitte an:

Arbeitsgemeinschaft Keramik
Postfach 100 117, D-76255 Ettlingen
Tel.: (07 21) 945 2929, Fax 945 2930, eMail: info@ag-keramik.de
Im Internet: www.ag-keramik.de

Danksagung

Die Arbeitsgemeinschaft für Keramik in der Zahnheilkunde e.V. als Initiator dieses Handbuches dankt den Autoren

Prof. Dr. Roland Frankenberger, Erlangen
Manfred Kern, Wiesbaden
Prof. Dr. Matthias Kern, Kiel
Prof. Dr. Karl-Heinz Kunzelmann, Erding
Prof. Dr. Albert Mehl, Holzkirchen
Prof. Dr. Peter Pospiech, Homburg/ Saar
Dr. Bernd Reiss, Malsch
Dr. Klaus Wiedhahn, Buchholz

für die Erarbeitung des Manuskriptes und die Auswahl des Bildmaterials – sowie den Kuratoriumsmitgliedern der AG Keramik

Dr. Anke Behrens, Seefeld
Manfred Cordes, Bad Säckingen
Jürgen Dettinger, Ellwangen
Axel Dittrich, Seefeld
Stephan Domschke, Biberach
Michael Eidenschink, Biberach
Hartmut Kimmich, Bad Säckingen
Frank Rosenbaum, Hanau
Dr. Michael Sachs, Oberursel
Dr. Wilhelm Schneider, Frankfurt/Main
Cornel Weber, Owingen

für die fachliche Unterstützung bei der Konzeption und Herstellung dieser Publikation.

Ebenso sei folgenden Bildautoren und Unternehmen für die Überlassung der Abbildungen gedankt:

Prof. Dr. Daniel Edelhoff, München
Holger Bellmann, Rastede
Prof. Dr. Claus-Peter Ernst, Mainz
Prof. Dr. Roland Frankenberger, Erlangen
Jürgen Freitag, Bad Homburg
Dr. Martin Groten, Tübingen
Dr. Jan Hajtò, München
Peter Hirschfeld, Jever
Gert B. Huiss, Augsburg
M. Kolbach, Hofheim
Prof. Dr. Karl-Heinz Kunzelmann, Erding
Michael Linne/Hillmann, Hochheim
PD Dr. Jürgen Manhart, München
Prof. Dr. Albert Mehl, Holzkirchen
Prof. Dr. Peter Pospiech, Homburg/Saar
Prof. Dr. Lothar Pröbster, Wiesbaden
Kurt Reichel, Hermeskeil
Prof. Dr. Vitus Stachniss, Marburg
Prof. Dr. Jürgen Tinschert, Aachen
Dr. Klaus Wiedhahn, Buchholz
PD Dr. Stefan Wolfart, Kiel

3M Espe AG
Ivoclar Vivadent
KaVo
Nobel Biocare
Sirona Dental Systems
VITA Zahnfabrik

Übersicht der Dentalkeramiken

Dentalkeramik

- **Silikatkeramik**
  - Feldspatkeramik
    - **Schleifen**
      - Sirona CEREC Blocs
      - Sirona CEREC Blocs (Polychromatic)
      - VITABLOCS Mark II
      - VITABLOCS TriLuxe
    - **Pressen**
      - VITA PM
  - Glaskeramik
    - **Schleifen**
      - DC Cream
      - DC Cristall
      - KaVo Everest G-Blank
      - ProCad
    - **Pressen**
      - Empress 1
      - HeraCeramPress
  - Lithiumdisilikat
    - **Schleifen**
      - IPS e.max CAD
    - **Pressen**
      - Empress 2
      - IPS e.max Press
      - IPS e.max ZirPress
- **Oxidkeramik**
  - Glasinfiltration
    - **Schleifen**
      - VITA In-Ceram SPINELL
      - VITA In-Ceram ALUMINA
      - VITA In-Ceram ZIRCONIA
    - **Schlickern**
      - VITA In-Ceram SPINELL
      - VITA In-Ceram ALUMINA
      - VITA In-Ceram ZIRCONIA
    - **Elektrophorese**
      - VITA In-Ceram ALUMINA
      - VITA In-Ceram ZIRCONIA
  - Dichtsinterung
    - **Schleifen**
      - 3 M Espe Lava Frame
      - DC Procura
      - DC Shrink
      - DigiZon Grün
      - Hin-tels ZrO_2 TZP-G
      - Hin-tels ZrO_2 TZP-W
      - IPS e.max ZirCad
      - KaVo Everest HPC-Blank
      - KaVo Everest ZS-Blank
      - Sirona inCoris ZI
      - Sirona inCoris AL
      - VITA In-Ceram AL
      - VITA In-Ceram YZ
      - Xawex G 100
    - **Presssintern**
      - Procera Alumina
      - Procera Zirconia
  - Gehipt (1)
    - **Schleifen**
      - DC Zirkon
      - Denzir HIP Zirkon
      - DigiZon HIP
      - Hin-tels ZrO_2 TZP-HIP
      - KaVo Everest ZH-Blank
      - Zirkon

(1) Heiß-gepresste Zirkonoxidkeramik

Quelle: VITA Zahnfabrik

Verarbeitungsverfahren

Formsintern	Kopierschleifen	Heißpressen	CAD/CAM
VitaVM 7	Celay	Empress 1 / 2, e.max Press	CEREC
In-Ceram	Steger	Cerestore	Everest
		Cerapress	Lava
Schichtkeramiken		Cergo	Procera
		Optec	Cercon
		Finesse	DCS
Optec		u.v.a	Digident

Einteilung nach werkstoffkundlichen Eigenschaften

Silikatkeramiken: Biegefestigkeit ca. 100 – 450 MPa, Risszähigkeit bis 2 MPa $m^{1/2}$.

- Glaskeramiken
- Feldspatkeramik
- Lithiumdisilikat

Oxidkeramiken: Biegefestigkeit ca. 300 – 600 MPa, Risszähigkeit bis 4 MPa $m^{1/2}$:

a) Reaktionsgesinterte Keramik
   - Everest-HPC (Zirkon)

b) Glasinfiltrierte Oxidkeramik
   - In-Ceram Spinell
   - In-Ceram Alumina
   - In-Ceram Zirconia

c) Polykristalline Oxidkeramik (polykristalline und glasfreie Oxidkeramiken), Biegefestigkeit 600 – 1300 MPa, Risszähigkeit von 2 bis über 7 MPa $m^{1/2}$:
   - Aluminiumoxidkeramik, In-Ceram AL, Procera Alumina
   - Zirkonoxid, teilgesintert, pressgesintert (Procera) oder heißgepresst (gehipt).

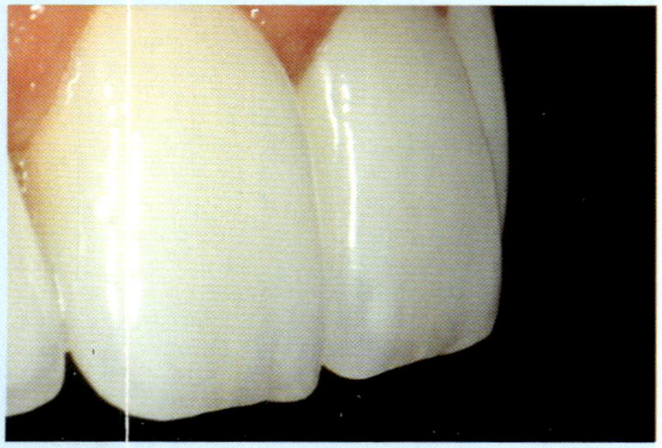

Silikatkeramiken sind besonders für Inlays, Onlays, Teilkronen, Einzelkronen und Veneers qualifiziert.
Foto: Ivoclar Vivadent, Brix